JN218591

「こんなことで終わっちゃあ、
死んでも死にきれん」

孤絶された生／ハンセン病家族鳥取訴訟

Fukuoka Yasunori
福岡安則

世織書房

はじめに

本書は、怒りの書である。ハンセン病非入所者家族単独訴訟（以下、「鳥取訴訟」と記す）の原告であり、「聞き取り」の語り手であるTMさんが、国に対して怒っている。鳥取県に対して怒っている。そして、本書の著者である福岡安則も、社会的差別のなんたるかにまったく無知のまま、原告敗訴の判決を書いた、したり顔の一審の裁判官に対して怒っている。読者のみなさんには、TMさんと著者の怒りを共有していただきたい。

＊

二〇〇六年一二月八日、九日と、わたしと共同研究者の黒坂愛衣は、福岡県の瀬戸内側の街、豊前《ぶぜん》市にいた。「ホームステイセンター柿の木」の世話人、谷崎和男さんから、鹿児島県の国立ハンセン病療養所「星塚敬愛園」の入所者の方たちをお招きしての年末餅つき大会に来ないかと誘われたのだ。このときは、出会いのゆたかな機会となった。
隣町の行橋《ゆくはし》市出身の神美知宏《こうみちひろ》全国ハンセン病療養所入所者協議会（全療協）事務局長（当時）はすでに顔馴染であったが、星塚敬愛園の玉城シゲさん、上野正子さん、ＳＦさん、ＴＴさんの、四人の女性入所者のみなさんとは初顔合わせであった。わたしは夕食会でたまたま玉城シゲさんの隣に座り、なんの気なしに蟹の実《み》を取ってあげたことで、一度で名前と顔を覚えてもらって、その後、シゲさんが二〇一七年三月一五日、享年九八歳で亡くなられるまでおつきあいさせてもらった。上野正子さんは、九〇歳になる今も、敬愛園入所者自治会の副会長として頑張っておられる。宮崎県椎葉《しいば》村出身のＳＦさんと知り合えたご縁で、〝わたしのムラではハンセン病に対する差別はなかったよ〟という言葉に誘われて、二〇一一年一二月には椎葉村を訪ね、夜を徹してのお神楽《かぐら》も見物させてもらった。年をとってから絵を描き始めたというＴＴさんは、絵画の名手である。

それにもまして決定的な出会いとなったのが、この本の主人公、ＴＭさんであった。ＴＭさんは、一九四五年、鳥取県の生まれ。わたしより二歳年上だ。彼の母親は、ハンセン病を発症しながら療養所へ入所することなく一生を終えた。ハンセン病問題でいうところの「非入所者」だ。ＴＭさんは《非入所者家族》という立場に置かれたことで、苦渋の人生を送ってこられた。「れんげ草の会（ハンセン病遺族・家族の会）」会員の宮里良子《りょうこ》さんに、ぜひ彼から聞き取りをしてやってくれと懇願され、谷崎和男さんのはからいで、事前の出会いの機会を与えてもらったのだ。

わたしたち（福岡と黒坂と宮里良子さん）が鳥取県のＴＭさんのご自宅を訪ねて聞き取りをしたのは、

その二週間後の、二〇〇六年一二月二二日から二三日にかけてのことだった。聞き取りは九時間に及んだ。この聞き取りの記録は、埼玉大学大学院文化科学研究科博士後期課程紀要『日本アジア研究』（第七号、二〇一〇年）に、「「らい予防法」体制下の「非入所者」家族——ハンセン病問題聞き取り」と題して公表した。

その後、ＴＭさんは、二〇一〇年にハンセン病罹患者の家族の立場で、国と鳥取県を相手どって、国家賠償請求訴訟を鳥取地裁に提起した。わたしたちの聞き取りの記録が「甲第三〇号証」として裁判所に提出されたことを聞き及び、裁判のゆくえに関心を寄せていたところ、二〇一五年九月九日に出された一審判決は、「原告の請求を棄却する」——敗訴であった。さっそく「判決」文を取り寄せて精読したところ、その内容はあまりにもひどいものであった。

「判決」は、総論において、「ハンセン病患者の子は、社会から偏見・差別を受け得る地位に」置かれたが、「この生活上の不利益は、あくまでも、ハンセン病患者の子が、自らはハンセン病患者の子であるということを認識することによって生じるものである」と述べ、原告ＴＭは母親がハンセン病に罹っていたことを、ずっと長いこと知らなかったのだから、被害はない、と断ずるものであったのだ。

わたしは、まず、前段にアタマに来た。「社会的差別」の問題は、被差別当事者の自己の立場の自覚を要件としない、ということが大前提だ。これは、「差別する者」がいてこそ、「被差別者」という社会的カテゴリーが構成されるものだという、差別問題の大原則にかかわることである。そして、後段の、事実認定もメチャクチャだ。

わたしは、担当弁護士に、鳥取地裁判決批判の要点を認《したた》めた文書をメールで送った。その結果、控訴審に向けて、「意見書」を書いてほしいと依頼された。こうして、一二万八千字（昔風にいえば、四百字詰め原稿用紙で三二〇枚分）の長大な「意見書」を数カ月かけて書き上げ、広島高等裁判所松江支部に提出した。この「意見書」のオリジナル版を、埼玉大学大学院人文社会科学研究科博士後期課程（学際系）紀要『日本アジア研究』（第一四号、二〇一七年）に、「ハンセン病非入所者家族被害論——広島高裁松江支部提出「意見書」」と題して公表している。

そして、控訴審で、わたしは、二〇一七年七月二六日、専門家証人として法廷に立ち、「証人尋問」を受けた。

*

本書は、TMさんの鳥取訴訟にわたしがかかわっての、「聞き取り」「意見書」「証人尋問」を一書にまとめたものである。

本書が、TMさんの無念を晴らす一助となることを願う。

「こんなことで終わっちゃあ、死んでも死にきれん」■目次

3　証人尋問■社会的差別としてのハンセン病問題……249

■本を開く前に

本書における「語り」の呈示は語り手の発話のみによって構成することを基本とし、文意を通すために、以下の表記法を採用した。

1　聞き手である著者が、語り手の発話を解釈して記した言葉には、発話を読みがなとして付した。たとえば、「母親《じぶん》」「癩患者《にんげん》」と表記している。また、語りに登場する代名詞にも、「目薬《それ》」「普通《あれ》」「負い目《こと》」「カルテ《ここ》」「老人ホーム《そこ》」のように、著者が補った文意を表す言葉と発話を併せて記した。

2　〔　〕は、文意を明確にするための著者による補足である。また、鳥取地裁判決や新聞記事等からの引用に際しても、必要に応じて〔　〕で言葉を補った。

（　）は、「一九四五（昭和二〇）年」や「ハンセン病病歴者（入所者、退所者）」のように、言い換えや例示をする場合に用いた。

《　》は、強調したい概念などを括った。

［　］は、その場の状況をト書き的に記述する際に用いた。「1　聞き取り」で、後日電話で補充の聞き取りを書き加えた場合にも用いた。

3　関係者のプライバシー保護に配慮して、原則として個人名を出さないようにした。
「1　聞き取り」では、基本的にイニシャル化した。

「2　意見書」では、鳥取地裁に国賠訴訟を提起し、一審敗訴で控訴した男性については「控訴人」（文脈によっては「原告」）、もしくはイニシャル化して「TM」と記した。控訴人のいまは亡き母親は「亡母」、控訴人の兄姉については、控訴人に焦点をあてて記述していく関係上、「長兄」「次兄」「三兄」「次姉」「四兄」（長姉は幼いときに亡くなっている）と書くことを基本とし、亡母が主体となっている文脈では「長男」「次女」等と記述することもある（原判決からの引用は、原文のままとした）。

ハンセン病に対する偏見差別はいまなお解消しておらず、自分の氏名や身近な人の氏名が公表されることを望まない人が多いことが想定されるからである。

一方、直接本件とはかかわらない人物について公刊された文献からの引用に際しては、そこで用いられている氏名をそのまま記述することにした。

4　特に断りがない限り、引用文中等の傍点は引用者の強調である。

「こんなことで終わっちゃあ、死んでも死にきれん」

1 聞き取り

ハンセン病非入所者家族の憤怒の語り

＊

この聞き取りの記録は、「らい予防法」による隔離政策が貫徹していた時代に、ハンセン病を発症しながら、ハンセン病療養所に入所することなく生涯を終えた女性を母親にもつ男性、ＴＭのライフストーリーである。ハンセン病問題の用語では、ＴＭの母親のような存在を「非入所者」という。――ＴＭは《非入所者の家族》である。

ＴＭは、敗戦の年、一九四五（昭和二〇）年の一〇月八日、鳥取県の山村の農家に、五男二女の末っ子として生まれた（ただし、長女は幼くして死亡している）。一九五六（昭和三一）年ごろ、母親がハンセン病だとの噂が地域社会に広がり始める。

一九五九（昭和三四）年四月、母親は「親戚会議」の決定に従って、ハンセン病療養所への入所を回避して、鳥取県から大阪府に移住。大阪大学医学部付属病院（以下、「阪大病院」と記す）の「らい部門」での外来診療に通院することとなる。ＴＭも、一カ月余りのち、中学二年の一学期の時点で、大阪の母のもとへ。きょうだいたちが母を見捨てることで、ＴＭは大阪の長屋の一画で母と二人暮らしをすることになる。中学を卒業したＴＭが独りで母親の面倒をみることになるが、九年間の大阪暮らしのあと、阪大病院の外来治療に見切りをつけて、母とＴＭは一九六七（昭和四二）年、鳥取県に戻る。

ＴＭは出稼ぎをしながら母親の生活を支える。一九八五（昭和六〇）年、母親が脳梗塞で倒れ、老人ホームに入所。ここで露骨な差別的扱いを受ける。この時点で、TMは、母親に〝よかれ〟と思って、「非入所」の生活を支えつづけてきたが、むしろ、ハンセン病療養所に入所させていたほうが母親の老後は幸せだったのではないかと、価値判断の大転換を体験する。

一九九一（平成三）年以降、TMは保健所に窮状を訴えるが相手にされず。一九九四（平成六）年、母死亡。享年八六歳。一九九六（平成八）年、「らい予防法」廃止直後、県庁に「ハンセン病相談窓口」があったことを知らされる。以後、県庁に連日通って、抗議。県職員からは〝クレーマー〟扱いをされる。二〇〇三（平成一五）年、県職員を「こまい鉈《なた》」で殴打。「殺人未遂事件」として刑事事件の被告に。罪状認否で起訴事実を全面的に認めたため、第一回公判で即日結審。判決は「懲役四年の実刑判決」。二〇〇四（平成一六）年の控訴審では、ハンセン病国家賠償請求訴訟の弁護士がついたこと、減刑嘆願を望む八四〇〇筆の署名もあって、「懲役三年の実刑判決」に減刑。

TMは二〇〇六（平成一八）年九月一九日に出所。わたしと共同研究者の黒坂愛衣は、同年一二月八日～九日、福岡県の豊前《ぶぜん》で、鹿児島県鹿屋《かのや》の国立ハンセン病療養所「星塚敬愛園」の入所者たちを迎えて毎年行われている「ホームステイセンター柿の木」年末餅つき大会の際に、TMと事前の顔合わせをしたうえで、同年一二月二二日～二三日、鳥取県の自宅にTMを訪ねて、聞き取りを行った。聞き取り時点でTMは六一歳。

TMの〝非入所よりはハンセン病療養所に入所していたほうが、母は幸せだったに違いない〟という主張、〝行政職員が「らい予防法」に従って適切な対応をしなかったのは問題だ〟という主張、そして、〝阪大病院のハンセン病治療は、患者家族の経済的立場を十分に考えておらず、治療内容も患者とその家族に十分な説明のないままの診療実験にすぎなかったのではないか〟という主張は、二〇〇一年の熊本地裁判決、その後の「ハンセン病問題に関する検証会議」の『最終報告書』（二〇〇五年）などによって積み上げられてきたハンセン病問題をめぐっての共通理解――日本政府による「癩予防法／らい予防法」にもとづく「強制隔離政策」の誤り――とは、一見対立するかのようである。

しかし、わたしたちは、TMの語りをそのまま受け止めようと思う。「らい予防法」体制下の「強制隔離政策」というものは、たんに、当事者の意思にかまわず強制的にハンセン病療養所へと患者を引っ張ってきて閉じ込める《収容・隔離の力》だけでなく、社会のなかに患者とその家族の居場所を徹底的になくして、ときに、患者みずからに、あるいは、患者の家族に、療養所への入所を望ませさえする《抑圧・排除の力》をもつくりだすことによって、はじめて機能していたということ。非入所を貫いたということは、この後者の《抑圧・排除の力》を長年にわたって浴びつづけたことにほかならないこと。それへの憤りが、母親の老人ホームでの差別的扱いで一挙に噴出したことをこそ、TMの語りは雄弁に物語っていると読み取れる。

ハンセン病療養所に〝強制隔離された生活〟が人権を根こそぎ剥奪された生活だったとすれば、「非入所者」としてハンセン病療養所に入所せずに社会のなかで暮らしつづけることも徹頭徹尾〝心のやすらぎを奪われた生活〟であったことを、ＴＭの語りは鮮明に物語っているのだ。

ＴＭは、外見は堂々たる体躯の持ち主である。彼は、いま、「こんなことで終わっちゃあ、死んでも死にきれん」と憤怒に身を焦がしている。この調査ノートは、そのようなＴＭのライフストーリーの聞き取りの再現である。

わたしたちはこれまでに、ハンセン病問題に限っても、数多くの「ライフストーリーの聞き取り」を呈示してきたが(1)、ＴＭからの聞き取りを文字化して呈示するのには、いささかの困難が伴った。わたしたちは通常、ライフストーリーの聞き取りにおいて、語り手の誕生の時点から現在まで、生活史の流れに沿って問いを発し、語り手も多くの場合、生活史の時間的な流れに沿ってみずからの体験を語ってくださる。したがって、録音された音声のおこしを丁寧に行って、枝葉の部分を取り除いていけば、おのずと読みやすい「ライフストーリーの再現」が可能となる。

1　代表的なものとしては、谺雄二・福岡安則・黒坂愛衣編『栗生楽泉園入所者証言集』全三巻（創土社、二〇〇九年）がある。

しかし、ＴＭの語りは、そのようにはいかなかった。

まず第一に、ＴＭは、ある時点で、それまで自分が〝よかれ〟と思って忍耐強くやってきたことが〝間違っていた〟と思わせられる人生の転機を経験しており、それ以前の体験を、たんに自分が体験したことの記憶として語るのではなく、現時点からの評価を含んだ意味づけとともに語る語り方を採用しているということがある。

第二に、ＴＭは、その転機を迎えて以降とくに、情報の収集と学習を精力的に行ってきており、彼の語りは、体験したことの語りと同時に、学習した知識の披瀝とセットになって展開される傾向があること。第三に、ＴＭの語りは、あるエピソードを語っていると、いわば連想ゲーム的に、そこでのトピックと関連のあるエピソードを想い起こして、人生のさまざまな局面にスキップするかたちでなされるものであったため、そう簡単には時系列に沿ったものとして呈示しがたいものであった。

したがって、できるだけ読みやすい語りの呈示となるように最善の努力はしたつもりではあるが、読者のみなさんにはとっつきにくい面が残ったのではないかとおそれる。ＴＭとその母親の生活史の大雑把な流れを冒頭に記述しておいたのは、読者のみなさんがＴＭの語りを読み進める際の助けとなればと考えたからである。

以下は、《ある非入所者家族のライフストーリー》としてのＴＭの語りである。

若菜病にかかった母親／父親はガンで病死

〔わしが生まれたのは〕昭和二〇年。わしが生まれて二年ぐらいたったらな、若菜病《わかなびょう》という病気が流行った。若菜を食べてな、血を吐いたりとか。いまで言えば、鉤虫症《こうちゅうしょう》やな。昔は、衛生状態のいい農業をやってなかった。人糞に水を混ぜたのが〔肥やしの〕主流やったしな。若菜病は、皮膚から虫が入るんですね。そしたら、皮膚炎をおこしてな、そして、十二指腸におさまると。〔母も〕昭和二二年ごろ〔鉤虫症に〕罹った。手も皮が剥《む》けてな。うちのおふくろは、なんか言うたら、その話をやってました。「これから変になった」って。母親《じぶん》はそれの印象が強ぉてな。どこの病院へ行っても、その話ばっかりしておったということは事実です。――これを、わしが〔長島〕愛生園の前の園長の中井栄一先生に言うたらね、「これが〔お母さんの〕ハンセンの原因だ。土から感染するというのも、かなりある」ちゅうようなこと言うてました(2)。

来年の春、自分が小学校に入学するっていう〔昭和二六〕年の一二月、父親がね、肝臓ガンで亡くなった。〔父親は身体が〕弱いことなかったけどな。不意に逝った。もう、医者から言われたときには、「手遅れです」って。二、三カ月で死んだんだ。〔父は〕兵隊にも何回も行った。四回ぐらい行った。親父が終戦を迎えた日には、なんか、朝鮮の済州島に行って、穴ほじりをしておったと。老兵であってね、補充でね。〔父は〕そういった兵隊に行って帰ってきて五年ぐらいしてね、肝臓ガンで永眠。

その当時、長男は大阪におった。それで、呼び寄して。あんがい、いい年やったからな、帰ってきて、すぐ結婚したけどね。――〔うちは〕農家でした。暮らしはねぇ、そんなに、飯をはずしたりなんかする家ではなかったね。裏山をもっててね、冬場になったら炭焼きをちょっとやって。年に二回ぐらいは、蚕を飼ったり。田んぼも、当時は八反から九反あったかな。村の平均反別《たんべつ》が二反ぐらいのところでな。大きな棚田《たなだ》と違うよ。こんまい棚田。小さい段々を何個も集めて、一反つくることになる。そういった場所でしたね。

当時は、馬も飼ってたし、牛も飼っておるし。ふつう、「こんにちわぁ」っていって農家に入っていけば、玄関先で「モオー」と。そんな家が多かった。いちおう、うちだけは〔母屋とは〕別に馬小屋と牛小屋があった〔けどな〕。まぁ、衛生状態といったら、それはいいことなかった、悪かったと思います。

〔母は、どんなひとだったか、だって？〕まぁ、普通は普通やけどね。なんていうんかな、〔わしの〕小さいときから記憶があんねんけれども、心臓がちょっと弱かったな。山道が多いねんからな、坂道を〔歩くと〕ザクッザクッザクッザクッて、〔心臓の〕音がしよったわ。それがな、やっぱり、死亡するときにも、わし、立ち合ったねんからね、いちばん最期、おなじ音がしました。ザクッザクッザクッザクッて。心臓の音。〔でも〕八五まで、いちおう生きたからな。

〔母は〕もう、子どもを怒ったことがおらんけぇ。それがおふくろの自慢でもあったということやねんけどな。〔子どもには〕みんな平等だったとちがう。長男はな、いうたら、おばあさんがかわいがっておったけどな。おばあさんはね、これもまた八二まで長生きしたかな。おばあさんはＭ家から来たんやけどな。長女だったからな、親戚への権限というのは、強かったな。年をとってからは、みんな、「中気《ちゅうき》、中気」って言いよったけど、いまで言えば、痴呆の気《け》がちょっとあって、あっちうろうろ、こっちうろうろしてたな。

〔わしが〕ちっちゃいときには、しっかりしとったよ。わしと、よぉ、炊事しよったな。もう、〔おばあさんの〕腰も曲がっとったしな。〔わしが〕手伝《てった》いしよった。掃除して、風呂の水を変えたりやとかって、ちっちゃいころから、よぉしよったよ。

〔母は、学校は〕小学校中退。昔の人間やからな、〔おなごに〕学問を教えたら、ラブレターでも書い

2　二〇〇九年一一月二〇日に上京してきたＴＭが、あらためて呈示した母親の病気にかんする資料、「大阪大学医学部附属病院皮膚科」の「外来番号三八二二」のカルテには、「初診〔一九〕五九〔年〕四月二八日」「〇〇〇〇殿／女／明治四一年八月一六日生／満五三才」とあり、「Hauptklage（主訴）」の欄には「Sensibilitäts[-] u[nd] Motilitätsstörung d[er] beiden Hände（両手の感覚と機能の障害）」、「Lokalisation（患部）」の欄には「Vorderarm（前膊《ぜんはく》）」、そして「Jetziges Leiden（現在の病状）」の欄には「昭和二一年八月、両手に急激に水疱形成、疼痛を認む。Nasenblutung（鼻血）、Husten（咳）あり。以后、次第に両前腕、手、下肢のHypästhesie（知覚麻痺）、Finger（指）のMotilitätsstörung（機能障害）増強す」と記載されているので、この一九四六年八月時点ですでに、ＴＭの母親はハンセン病を発症していたものと考えられる。このとき、ＴＭは生後一〇カ月の乳児であった。

て、チャカチャカして、〔結婚前に〕子どもをつくってくるのがオチや、ちゅなことでな、まぁ、教育を受けてないということは事実。〔読み書きは〕できんかったな。

母親がハンセン病との噂／鳥取県の「無癩県運動」

〔わしが〕九歳〔のとき、母親が発熱し、「十五日熱」と言われました〕。わし、だから、母親がこんな病気をやんでから、もう百姓の手伝いばっかりやったね。もう、どこどこの田んぼに行きよるから、来てくれと。冬場になったら、風呂炊き。そういった生活ばっかりしておったけどな。やっぱり、山の百姓やったから、なかなかしんどい。なにやるっていったってな、坂道を上がって下って行かんといけん。ここらの〔平地の〕百姓の倍ぐらいしんどいとちがいますぅ、やっぱり。ぜんぶ、担ぎもんばっかりやからね。だから、昔のひとといったら、この背中にごっつい瘤《こぶ》がでておったからな。担ぎもんして瘤があるというのは、見たことないかもしれんが、ほんまに、ここに、できますからね。

〔母は〕熱が下がったときには、足が立たんかったな。それで一週間ぐらい縁《えん》のところでちょっと運動しとったね。足が立つようになって、はじめて〔町の〕病院へ行った。そのときには、もう、なんか、噂になりましたね。ハンセン病だと。それで、嫁に行っとった姉が帰らされた。意外と、これ、早かったですよ。〔結婚していた長兄も離婚。〕〔そういう噂は〕口から口へ〔伝わる〕。

どこの県でも〔「無癩県運動」を〕やっておったと思うねんけど、〔財団法人鳥取県癩予防協会『鳥取県ノ無癩運動概況』〔昭和一三年六月〕という小冊子のコピーを示しながら〕こんなんでな、出ておる。そうした資料が残っておるのは、〔長島愛生園入所者の〕鳥取県の〔県人〕会長がしっかりしておったからな(3)。〔昭和一二年二月二六日には、鳥取県と愛生園のあいだで「鳥取寮ノ建築及患者収容ニ関スル協定」が結ばれ〕愛生園に、鳥取県が「三朝寮《みささ》」や「大山寮《だいせん》」を建って、寄付をしてね、そこに鳥取県の癩患者《にんげん》をバアッと突っ込ましたがね。〔愛生園には〕ベッド数がないということでな。

いまでは、赤十字病院やなんかもな、知らん顔で、シロシロとしておるけれども、赤十字病院やなんかも〔無癩県運動の〕中心となってやっておったんやから。だから、村長から産婆にいたるまで、ぜんぶ〔ハンセン病について〕教育されている。それがまた、住民にみんな教えてね。

そこんところでね、「神経癩」の紹介がしてありますわ。それがまた、うちのおふくろの状態にそっくり。その病状、そのままですよ。わし、それ見て、びっくりしたもの。だから、かなりのことを、これが教えてる。「火傷ヲシタリ」とか書いてある。「口笛ガ吹ケナクナル」ということは、顔面神経麻痺のことを言うておるねんけどもな。かなり詳しいことを、その文章のなかでな、教えとるなぁと(4)。〔愛生園入所者の〕鳥取県の〔県人〕会長に聞いたらね、これだけとちがってな、やっぱり、映画見せたり、スライドを見せたりとかな。そんなことして県民に教えたと。だから、きついところがあったん

3　TMは、長島愛生園入所者の鳥取県人会長の加賀田一さんから、一九九七年頃、『鳥取県ノ無癩運動概況』のコピーを譲り受けたとのこと。

だと思う。つまり、「無癩県運動」というのは何かといったらね、普通の素人の県民、住民、村民にね、医者とおなじように、権限を与えて、「あんた、ハンセン病の医者になりなさいよ。〔ハンセン病だと診断できる医者に〕なって、通報しなさいよ」というのが、無癩県運動ですよ、けっきょくを言えば。

その無癩県運動を、じゃあ、〔何年何月何日をもって〕廃止するというような通知があったのか。そんなん、ないやろ。陰になり日向になりしてな、無癩県運動、ずうっと続いてきたんとちゃうんか。住民にもな、医者の資格を与えたんだよ、ってこと。だれだって、ハンセン病の診断をさしたんだ。だから、噂になりやすい。それで、「癩狩り」ちゅうようなことが起こってね。そらぁ、いろんなことが起こんねんけれども、〔この町の〕Tという部落の地主さんがハンセン病に罹って、地主さんだって、宙ぶらりんになっちゃった。「ハンセン病の蔓《つる》だけ」ちゅう噂が、ずうっとあったんですよ。筋《すじ》だってこと。つねに、偏見と差別があった。いまでも、一軒だか親戚が残っておるらしいねんけどな。もう長い

4　ここでTMが言及しているのは、「癩予防運動ニ就テ放送」と題して、昭和一二（一九三七）年四月九日午前一〇時三〇分より一五分間、鳥取県知事・立田清辰の「代理トシテ」前鳥取県警察部長・桂定治郎が鳥取放送局から放送した原稿であり、『鳥取県ノ無癩運動概況』に収録されている（旧字体は新字体に変えた）。

凡ソ世ノ中ニハ不幸ナ人気ノ毒ナ人困ツテ居ル人ガ随分沢山御座ヰマスケレ共癩患者程悲惨デアリ真ニ同情スベキ者ハ無イト思ヒマス。即チ眉ハ落チ顔ハ歪ミ知覚ハ麻痺シ身体ハ其ノ運動ノ自由ヲ失ヒ、或ハ潰瘍ヲ生ジ骨ガ露ハレテ膿ガ流レ或ハ両眼ヲ失明シ飲食呼吸ニモ困難《ママ》ヲ来ス等其ノ病苦ヲ見マシテモ他ニ類例ガナイノミカ精神上ノ懊悩ハ病苦ニ勝ルコト一段ト深刻デツアテ、絶望ノ極、遂ニ死ヲ選ム

患者ノ稀デナイコトニ徴シマシテモ想像ガ出来ルノデアリマス。況ヤ患者自ガ此ノ病ニ罹クバカリデナク、九族悉ク憂ヲ共ニシ悲痛ヲ痛感スルニ於テヲヤデアリマス。

此ノ病ハ昔カラ或ハ天刑病デアルトカ、業病トカ、遺伝病デアルト考ヘラレテ居マシタガ、現今デハ、ソレハ全然誤解デアッテ、患者ノ鼻汁トカ唾液膿汁、或ハ皮膚ノ潰瘍等カラ排泄サレル癩菌ガ健康者ノ傷口カラ体内ニ入ッテ、始メテ病気ガ伝染スルノデアッテ医学上純然タル伝染病デアルコトガ鮮明セラレテ居ルノデアリマス、癩病ニ感染シテカラ病状ガ現ハレル迄ニハ可ナリ長イ年月ヲ要シマス。即チ五年乃至十年、長キハ十五年位モ潜伏シテヰル関係上、血統病ダト誤信サレタノモ敢テ無理カラヌコトヽ考ヘラレルノデアリマス。

普通ノ症状トシテ初期ニ現ハレルノハ斑紋デアッテ顔、胸、背、腰、手足等ノ皮膚ニ「たむし」ノ様ナ赤イ斑紋ガ出来其ノ部分ハ感覚ガナクナリ針デ刺シテモ痛ミヲ感ジナイノガ特徴デアリマス。此ノ斑紋ノ出来テ居ルノヲ斑紋癩ト云ツテヰマス。

此ノ外神経癩ト結節癩トガアリマスガ、神経癩ハ神経系統ガ侵サレ手足ニ劇シイ疼痛ガ起ッテ不眠ニ悩ンダリ又ハ感覚ガ無クナル為ニ、火ニ触レテモ熱クナイノデ火傷ヲシタリ皮膚ニ水疱ガ出来テコレガ膿ミ甚ダシクナルト切断癩ト云ッテ指趾ハ潰レ落チマス外、手足ノ指ガ関節カラ曲ツタナリニ固マッテ動カナクナツタリ又顔ノ神経ガ麻痺ヲ起セバ、顔ガ歪ミ、口笛ガ吹ケナクナル等表情ガ出来ナクナルノデアリマス。

次ニ結節癩デハ皮膚ガ癩菌ノ為メニ侵サレテ厚クナリ、又方々ニ膨レタ結節ガ出来マスガ、此ノ結節ハ次第ニ崩レテ深イ潰瘍トナリ膿汁ガ出テ容易ニ治癒シナイバカリカ頭髪ヤ眉毛ハ抜ケ落チテ獅子面ノ如キ醜キ顔貌トナルノハ多ク此ノ結節癩ニ見ル所デアッテ患者全体ノ三分ノ二ヲ占メテ居リ伝染ノ危険モ亦最モ多イ種類デアリマス。〔以下略〕

あいだ、村八分みたいになってる。いまでこそな、「付き合いましょう」と言うたってな、付き合おうとせんらしい、そこのひとらはね。そういった現状。つまり、相当なダメージをくっておる(5)。〔平成八年に〕「らい予防法」が廃止になって、それで、〔平成一三年に熊本地裁で〕裁判に勝って、権利を持ったけれどもな、癒されておらん家族が多いということは、事実なんですよ(6)。

〔話は元に〕戻りますねんけれどもな、〔離縁されて〕姉も帰ってくる。毎日毎日、泣いとったでな、大変なことやなぁということは〔わかりました〕。〔姉には〕子どもはいなかった。で、二回目は、ハンセン病だっていう承知《しょうだく》でもってな、嫁に行った。親戚のね、仲人みたいのでね。

火傷で骨が落ち指が縮む

知らんうちに火傷するっていうような病気はね、〔ハンセン病以外に〕あらへんのやから。これは、ひとつのハンセンの特徴や。知らんうちに火傷してる。火傷にも気がつかん。ハンセン病で〔知覚〕麻痺を起こしてね。ふつうは、まぁ、土瓶やなんか〔を持つときには〕、なんか〔熱を防ぐものを〕持ってな、するねんけれども。〔知覚が麻痺してるから素手で持ってしまって〕すぐに火傷する。

〔母は〕その火傷した手で田植えやったからな。もう意外と〔指が〕落ちるの早かったですよ。指が、倍以上ぐらいに腫れてな。爪も取れて、まんなかに穴があいてな。昔、わしが、ぜんぶ、治療しましたよ。あの、オキシドールというのがあってね。バッと〔かけると〕バアーッと泡がたちます。それから、

まんなかに穴があいて、コローンと〔指の骨が〕落ちる。それで〔指が〕縮んでしまう。――ぜんぶ、

5　『鳥取県ノ無癩運動概況』（昭和一三年六月）に、「入所勧誘状況」という見出しのもとに、以下の記事が載っている。「無癩県運動」（＝絶対隔離撲滅政策）が、どのような差別的状況、人権侵害を生んでいるか、当局の側も認識していたことをうかがわせる。

例一、

愛生園ニ入所スルコトハ其ノ家庭ニハ天刑病アリトノ世間態ヲ慮ル見地ヨリ外聞及ビ不面目ヲ痛感スル而已ナラズ、他家ニ縁付キタル其ノ肉親者、或ハ他家ヨリ入籍シタル家族ガ従来秘密ニ取扱レタル患者ガ入所スルニ伴ヒ自然世間ニ知レル結果、中ニハ現在ノ親戚相互間ニ或イハ不縁破談トナリ妻子其ノ他ガ離散ヲ為スガ如キ累ヲ其ノ近親者ニ及ボス等、悲劇ノ現出センコトヲ憂慮シ一家残ラズ自殺スルカ、或イハ挙家他県ニ転出ヲ決意スト陳情セルモノアリ。

例二、

患者ガ一度愛生園ニ入所センカ治療ニ名ヲ藉リ療養所ニ於テ毒殺、或ハ終世同園内ニ留置サレ例ヘ治癒スト雖モ退所ノ如キハ絶体ニ出来ザルモノト諒解シ、本人ハ勿論肉親者ハ生別スルモノト誤信ノ結果、極力入所ニ反対ス。

6　TMは、二〇〇九年一〇月五日付けの手紙に、ハンセン病に罹って村八分にされたというTという集落の地主のお墓の写真を同封して送ってこられた。明らかに名望家と思われる立派な墓が三基、写っている。本家の墓と二つの分家の墓で、「ともに昭和一九年建立」だという。「何代前の第一分家か第二分家か知らないが、一〇〇名近い人がふる里を去っています。墓守をしていた薄い親戚も、平成八年に姿を消しています」と添え書きがあり、墓のまわりは草茫々であった。

わしが〔母親の指の〕治療をしたんだからな。

〔昭和三四年に〕大阪に行くときには、もう、そんな手になっておったんやけどな。〔阪大病院皮膚科の〕伊藤〔利根太郎〕先生も〔カルテに〕書いておるようにな、紅斑がちょうど肩のところにあった、両方ともに。〔赤い色は〕薄いもんやったけどな。わしは、顔にもあったという記憶あんねんけれども。伊藤先生は、顔は気がつかなかった。大阪に行くときから、もう、こんな手をしてはった。火傷した手でもってな、田んぼの草取りやったり、畑の草取りするんだからな、すぐやったですよ。火傷して、ここから縮む。ここから縮んでしまう、というのが〔表現としては〕正解ですよ。これが腐って落ちると、そういったもんと違ってな。骨が落ちるから、そこまで〔指が〕縮まってしまう。

出血は、なかったな。出血はせん。ただし、大阪に行くと、「オキシドールっていうのはいかん」ちゅうんでな。オキシドールというのはな、悪いもんも殺せば、いいもんも殺してしまう。人間にとって必要なもんも殺してしまうからいかんのやということで、ちょっと治療の仕方、変えて。傷パウダーみたいの、あれでしました。そしたら、それ以上化膿もせんしね。骨も取れずにね。大阪へ行ってからはな、指の状態は一回も、骨が取れたということはなかったな。このことで、〔長島愛生園園長の〕中井先生も言うとったな。いちばんはじめのカルテの記載見てな、そのことが書いてへん、これが変ねや、って言った。「なんで、こんなもんが書いてないのか」。はじめ、光田《みつだ》反応の検査をやって、まぁ、弱陽性であったということは事実。だから、「結核様癩」(7)ちがうか、としたかもしらんけれどもな。結核様癩というのと、神経癩というのは、ちょっと違う。結核様癩というのはね、いわば、片方だったら片方だけ。神経癩というのは、左右対称的。〔母のばあいは〕股のところ、肩と、ぜんぶ、左右対称的ですよ。

〔ハンセン病についての勉強は〕中学校時代のへんから、徐々にやっとったね。大阪に行った当時から。でなかったらね、中途半端な知識を持っておったら、かえってな、恐怖心が湧くからな。ちゃんとせにゃいかんと思ってな。

〔大阪大学の〕伊藤利根太郎先生でも、「ここに菌がおるかっていったら、おらん。こんな蝋燭みたいになった手に、菌がおるわけない」と。冬になったらもう、氷がついたような冷たい手になりますからね。こんなところに〔らい菌は〕おらんのやからね。つねに、この眉毛の上をな、ちょっと、ピンセットで引っ張ってな、ポンと切る。米粒大の穴が、あいとる。これ、中井先生に聞いてみたら、「ここは最後まで〔菌が〕出やすいところやからな」と言うてはった。

7　「結核様癩」という「病名」は、「大阪大学医学部附属病院 医員 森竜男」名で「昭和四〇年二月二四日」付で「大阪府知事」宛てに出された「御届」に記載されたもの。なぜか、初診のカルテの記載とは異なり、「発病年月日」は初診日の「昭和三四年四月」とされ、「診断の年月日」は「昭和四〇年二月二三日」と記載されている。なお、TMはこの書類の写しを平成一二年八月二五日に大阪府より入手している。

親戚会議の決定――「島」ではなく阪大病院へ

長男は、「もういっかい、いい病院に連れていって診て〔もらう〕」と。岡山大学〔病院〕の三朝《みささ》分院の紹介で、無癩県運動をやっておった当時の赤十字病院までな、また〔母親を連れて〕行っとんねん。「専門のひとがおるから」って言ってな。そこでも「らい」だと言われて。〔長兄は、離婚したあとまた〕結婚して、子どもができてましたからね。だから、母親がこういった病気になったということでな、やっぱり、怖がってしまった。三歳ぐらいの女の子がずっと〔病気の母に〕抱かれて寝ておったねんけどな。〇歳ぐらいの子どももおった。だから、〔長兄夫婦は〕「ばあちゃんは、ババッチィやから」って、飛んで逃げたもの。

当時なんかも、「蔓《つる》だけ」だとかな、よぉ言ってましたからな。「らいの血統だ」と。こまいながらも、知っておったけどな。〔母が〕大阪に行く前ぐらいになって、そういった大きな噂がたった。

MS〔という祖母の弟〕が〔役場の〕保健課長と住民課長とを兼用だったからね。みんなが親戚会議で話しておるときにな、それからぜんぶ情報が入ってくる。〔MSが言うには、町の〕保健所長が診に来て、「早いこと〔ハンセン病療養所へ〕連れて行っちゃえ」という見解《へんじ》やったと。こっちのほうでは、「愛生園」ちゅなこと言やしない。「早いこと、島に連れて行っちゃえ」と。保健所長はな、医師の資格を持っておったからな、そのぐらいの権限はあったということ。だから、保健婦さんがな、しょっちゅう〔うちに〕来ておったんですよ。大阪に行くまで来ておりましたね。

「長男も〔家を〕出てしまったことやから、おまえ、座っといて、聞いといてくれ」というてな。「母親も病気やし……」。そんときには、母親とわしとしか〔家に〕いなかったからな。だからといって、じゃあ、嫁に行った〔わしの姉の〕K子は、一回も〔親戚会議に〕呼ぼうとせんかったものな。責任取れる人間が〔集まって〕決めるんだったらいいけれどもな、責任取れん人間ばっかりが寄り集まってするんだけんな。親戚会議は、毎日してました。毎日、MSのおっつぁんがな、「きょう、みな、集めといてくれ」ちゅうようなことを言うからな、わし、親戚の呼び〔集め〕役ですよ。「きょう、集まってよ」〔と言いに行く役目〕。ちょうどね、中学校の一年の、三学期やったな。

だから、まぁ、四男のAだったら、跡を継げるかもしらんけどな。ちょっとからだも大きいけん。三男坊は、からだが弱かった。だから、Aのところに、帰ってくるようにてなことで、手紙を出したけど、三男坊が帰ってきはった。〔三男坊は〕百姓のできるような状態とちがう。あの夫婦、結婚したとき、二人で〔肥桶を〕担いでいきよったからな。だいたい〔肥桶は前後に〕二つ、一人が担ぐのが普通《あれ》。そんなに重いもんじゃあらせん。まぁ、三男は、「わしに〔母親を〕大阪に連れていくというようなことをやらせるんだったら、財産ぜんぶ〔自分に〕まかせ」ちゅうようなもんだね。ただ、長男が〔家を〕出たときに、六反を持って出ました。あと〔残ったのは〕四反しかなかった。〔田んぼ〕四反ぐらいじゃあ、やっていかれへん。あと、畑あったけどな。畑は、そんな立派な、ここらみたいな畑と違って、山の下り坂みたいなところへな、桑が植えてあった。蚕を飼うためにな。そんなのが多かったからな。

で、あとのもの、四男とそのK子という姉も親戚会議に入ってなかった。〔末っ子の〕わしは、聞き役だけやったな。〔母も〕横しにおって、聞いとる。意見は〔言わない〕。やっぱり、みんなに迷惑かかるから、っていうような負い目《こと》もあったと思うしな。

四カ月ぐらい、毎日毎日、そんなの、親戚会議ばっかりやっとった。〔けっきょく、母を〕大阪へ連れていくちゅう、それが名案です。ここで〔長島愛生園へ直接〕行かしては、噂が大きくなるからね。「どっちみち、療養所へ行くんだったら、大阪へ行ったほうがいいとちがうか」と。大阪経由して療養所へ入所すれば、噂が〔少なくてすむ〕、そういうことをその親戚会議のなかでやっとった。〔MS は役場の保健課長をしてたから、親戚のものが「らいの療養所」へ入っちゃったら、大変になるって〕わかっとったんだよ。つまり、療養所へ入所したらな、〔書類が〕本籍に返ってくるわけや。刑務所へ行っても、そうやからな。刑務所に入ったら、どこどこの刑務所に入ってます、という〔書類が〕本籍に返ってきますよ。それを怖がった。

〔親戚会議で〕いちばんはじめは、とにかく、〔他家へ養子に出された次男坊の〕Iが言うとったのはね、「〔らいだと〕思う」だろ?「疑い」だな? だから、大阪のいい病院に連れていって、もういちど〔検査を〕やってくれ」って。

だから、わし、いまでも、県庁とも喧嘩しておる面は、この付近ですよ。「〔らい病の〕疑いだから、大阪へもっていっていい〔はずがない〕。疑い、思う、というところからな、もう、行政の指導を受けにゃいかんのよ」ってこと。コレラやとかな、チフス、鳥のインフルエンザ、ね、疑いがあったとき、じゃ、疑いだから、家族は東京へ〔病人を〕もっていっていいか。いかんのよ、これ。このことがな、〔Iたちは〕わからへん。「そんなことをすれば、被害が大きぃになるやろ。〔ということを〕うちの親戚やとか兄弟に教えてやってくれ」って、いつも〔行政の人に〕言うてやったんだけど。

ちょうどSARS（Severe Acute Respiratory Syndrome＝重症急性呼吸器症候群）のときだった、〔わしが県の職員を殴った平成一五年の〕あの時期がな。台湾の医師が、なんか熱っぽいかたちで、日本旅行で関西に来て、ぐるうっと回って、帰ってからSARSだということがわかった。そうしたらもう、その飛行機から旅館から、交通機関、電車に乗ったの、ぜんぶ消毒したでしょ。ね。つまり、疑いがかかったときからな、そこはもう行政の指導に従わにゃいかんのよ。このことがわからんのよ。県庁の健康対策課の課長補佐が、「〔母親を大阪に連れていったのは〕おまえたちの親戚とか兄弟がやったこっちゃ。〔こっちは〕知らんわぁ」って、そんなこと言うたんだ。「知るかい」って。「じゃあ、疑い、疑いということで、大阪に行っても、どこに行ってもいいんか。SARSがいま流行っておるけど、それでいいんか」って言って、そこでもめたんですよ。「そのことを、うちの親戚のひとを集めて、言ってくれ。常識問題やろう、これ」って。ふつう、コレラでも、疑いがかかったときからな、行政の指導に従うというのがね、やっぱり、国民の義務であり、県民の義務であると思う。

それを、〔次男坊のIは〕〝「思うた」だから、「疑い」なら、大阪のいい病院に連れていって、〔医者に〕診して〔検査を〕やってくれ。〔そう考えることの〕どこが悪いか〟って、こんなことをやっちゃう。それで、親戚会議、ほかのもんの言うことを抑えちゃう。そのこと自体からわかってへんていって、わしは言うんだよ。疑いがかかったときから、行政の指導に従わにゃいかんのや、ということ。

その当時は〔わしは親戚会議を黙って聞きながら〕やっぱり、親戚に迷惑をかけることやからな、親戚の言うことに従わないかんのかなって〔思ってた〕。いまとなっては、いちばん、とぼけたことをやったんやからな。

〔母が大阪へ行ったのは〕昭和三四年の四月やな。早いこと連れて行かにゃいかんというのでな、母親の妹〔がいた会社の〕狭い寮のなかにな、預かってくれ、っていうようなことで。「早いこと行かさないかん」ということで、それで、行かしよった。〔母を〕大阪へ連れていったのは、三男坊。〔阪大病院へ行くときは、他家に養子に行った次男坊のIも同行した。〕

わし、そのときはまだ、中学校におったから、〔うちに〕ひとり〔残った〕。もう、百姓する者もおらんしな。三男の嫁が、ちょっと帰ってきとったかな。だいたい、それに飯をつくってもらって、学校へ行っとった。〔そのときは〕心細いとかなんとかといったような気持ちをつける気もなかった。バタバタと。

いちばんはじめ〔阪大病院へ行ったとき〕のは、わしは知らん。わしは知らんけど、診察室にみんなが入ったってことは聞いたことがある。らいだったら、〔ハンセン病療養所へ〕連れて行っちゃうやろう、ちゅうような考え方でおったと。ところが、そんなことがなくて、〔大阪で〕止まってしまった。——なんか変な具合だなっていうのでな、中井先生も、「はじめから、お母さんが大阪に行く前から、話し合いができとったんとちがうか」言うてはったわな。——〔役場の課長をしていたＭＳ〕おじさんはかなりいい年で、もう六〇くらいになっておったですよ。「無癩県運動」でも、先頭に立ってた人間だしな。

ＭＳ《あれ》は、行かんかったからな、兵隊には。目の悪いっていうことでな。だから、〔兵隊に〕行ってぇへん人間が、そういった方面になって、やったんやからな。兵隊に行っとる人間ではなくして、弱い人間。たとえば、結核やなんかも、行かれへんかったしな。からだの弱かった人間は兵隊には採ってくれんかった。ＭＳおじさん、目が悪かった。兵隊に行って、眼鏡どっか失くしちゃったら、敵だか味方だかわからへんようになっちゃうでな。だから、そういった人間も、省かれてる。まぁ、そういった時代であったけれども、結核でもおなじこと、ハンセンでもおなじこと、やっぱり、弱い者は廃絶しようという力がな、国のほうでは働いておった、ということは事実や。結核も〔兵隊に〕行ってえへんからな。やっぱり、一人がそういった結核になったら、隊がぜんぶ病気に罹るからね。

大阪での母との二人暮らし——外島保養院のあった近くに住む

〔わしは、昭和三四年、中学二年の〕五月に〔大阪へ行った〕。

昭和三四年っていったらね、〔大阪は〕みんな、汚いところ〔ばかりだった〕。溜め池がぎょうさんあって。いまみたいなきれいなところといったら、ほんまにミナミだけやった。あとは、きったないところですよ。まぁ、東京でもそうかもしらんけれどもね。東京でも、東京オリンピックからよぉなった。

それまではきったない街だったと思いますよ。昭和三五年かなぁ、修学旅行に東京に行ったねんけれどもな、東京タワーが建って次の年〔くらい〕かな。あまりきれいな街だってこと思わんかったよ。汚い街だったよ。大阪も汚いけど、東京もそんなにきれいな街やって感じたことはなかった。

〔大阪では、母の妹がいた〕会社の寮。あすこ、六畳と四畳半の間《ま》に、子どもが五人ぐらいおったけぇ。それと夫婦で、七人。狭いところに突っ込んで入れたんですよ。それからしばらくして、阪大病院に行ったんですよ。住民票をぜんぶ〔鳥取から大阪へ〕入れ替えてから、阪大病院へ行ったんですね。

わしが行ってしばらくして、〔田舎の家を処分したカネで〕長屋っていうんかな、十坪《じゅっつぼ》ぐらいのね、四軒長屋〔の一室を買った〕。そんで、大阪に行ってはじめての盆に〔鳥取へ〕帰ってきた。そのおなじ年の、昭和三四年の八月。そんときに、嫁に行っとったK子というのがね、〔妊娠〕八カ月ぐらいになっとったかな、大きな腹をして、一緒に〔大阪へ〕付いてきた。〔このまま嫁ぎ先にいても〕苦労せないかんということでな。自分の知らんうちに〔母親が大阪へ〕行っちゃってて、叔母さんやなんかとバスの停留所で会うたら、大泣きしたっちゅうようなことやな。そら、そうだわな。一言も声もかけずにな、実家《いえ》そのものがなくなっちゃったんだからな。そんなとぼけた話は、わしは、ないと思う。いちばん親から〔つながりが〕濃いっていうたら、子どもやからな。親戚は二の次、三の次やからな。財産の権利もあらせんのやからな……。わしも〔母の世話を〕ぜんぶ引き取ってから、〔兄弟や親戚に〕ずうっと訴えてきたけれども、知らん顔、みな。あとはどうなったって、知るかい、ちゅうようなもんだわい。

〔大阪で、最初のうちは、姉のK子もいたり、四男坊も一緒にいたけど、二人とも〕すぐに出てしまって。――ちょっとでも食べていく〔足しにしようとして〕K子がお好み〔焼き〕屋〔やったけど〕、お好み〔焼き〕屋ぐらいじゃあ、食べていけるちゅうようなあれじゃなかった。わしが〔中学校を〕卒業する前に、K子は〔ふたたび〕結婚して、〔長屋を〕出てましたよ。〔K子は〕それだけの体験《あれ》をしとるから、もう、自分の身をかためて、自分を保護するというので、精一杯。ひどいめに遭っちゃったから。――〔妊娠〕八カ月もなるような子どもをな、カネで堕ろすようにしましたもの。いまでは〔医者は〕よぉせんと思うねんけれども。医師法違反になるからな。うちのおふくろがな、カネで〔頼み込んで〕。頭つぶして、出した、ほんま。大きな腹してな、大阪に付いてきて、〔中絶手術を〕しましたよ。男の子やったって言われたな。もう、髪の毛があったと言うとったけどな。

〔三男坊は、中学校を〕卒業したあと、自転車屋に奉公に行っとって。そこで、自転車だとかバイクの修理ができる具合になっとった。〔それで〕少しでも米でも〔うちに入れて〕もらえればちゅなことで、〔おふくろが〕自転車屋をやらせるねんけれどもな。自転車屋も二年ぐらいで、いかんかったな。

〔四男坊は〕逃げるのは早かったな。自衛隊に行った。逃げるために。

で、〔母とわたしの二人の生活が〕ずっと〔続いた〕ですよ。こちらに帰ってくる〔まで〕ずっとです。

〔こっちへ帰ってきたのが〕昭和四二年かな。帰ってきてからでも五年ぐらい〔母と二人の生活が〕ずっとです。

〔大阪でわしらが〕住んでおったところが、大阪市西淀川区出来島町。〔昭和九年の室戸台風で流されたハンセン病療養所〕外島保養院はね、いまで言えばね、大阪市西淀川区佃町というところになっておるんだと思う。ひとつ隣。直線コースでいえば五〇〇メートルぐらいのところに住んでたということですよ。中学校の二年当時、そこに魚釣りに行っとってボラとかウナギを釣った覚えがある。中島町の新しい堤防ができておる、そこの海の真ん中に煙突が建っておったですね。その当時は、なんの煙突かなぁと思っておったけれど、大橋があって、あすこが外島保養院だった。外島保養院が室戸台風で流されたときには、中島も流されておるはずやけれども、じゃ、どこに、みんなが助けを求めて上がったかといったら、出来島町ですよ。

だから、〔ハンセン病のことは〕よぉ知ってましたよ、みんな。まわりの者《もん》、よぉ知っとった。〔母が〕こんな、変な、顔面神経麻痺になって……。ガラガラっと戸が開いたから、誰かなぁと思って〔出てみても〕、誰も来てへんわいな。朝になったら、黒い肉が、死んだのがあったりな。〔誰かが意図的に玄関先に放り込んだんだと〕まぁ、そうとしか言いようがないな。まわりの食堂屋とか喫茶店に行っても、もう〔一度行ったら嫌な思いをさせられて二度と〕行かんかったからな。コーヒーのなかにゴキブリが入りよったりな。食堂で飯食おうとしたらな、やっぱり、なんかしらんけど、ゴキブリが入っておる。一回で、もう行かんと思った。ここらのまわりじゃあ、ちょっと買い物もできんわ、飯も食えんわ、っていう印象だった。

まぁ、その点では、〔鳥取県の〕中学校から大阪に行く前ね、やっぱり、これまでの友だちも、もう、妙な目で見るようになってしまったけれどな。友だち、いっぺんでなくなりましたね。蜘蛛の子を散らさしたぐらい、パァーッと逃げてきますすよ。もう〔学校へ〕一緒に行く者もおらねば、一緒に帰る者もおらん。そりゃあ見事や。

わしが〔中学を終えて〕鉄工所に坊主〔頭〕で〔働きに〕行ったときになんぼかっていったら〔一日〕三五〇円やった。だから、わしはもう、〔月に〕五〇〇〇円だけお小遣いもらってな、あと、みんな〔母親に〕渡してやる。「これだけしかないから、これでやっていきなせぇ」って言って渡してやる。わしが五〇〇〇円取って、あとぜんぶ渡した。〔その五〇〇〇円は〕煙草〔代〕。これ吸っとったら、おとなみたいな気がしてな。煙草だけ。〔酒を〕飲むことは、せやせんからな。長いこと、小遣いが〔月〕五〇〇〇円だったですよ。

だって、みんなが〔母親の面倒を〕みやへんでしょ。わしがいちばんつらかったのは、そういって、〔病気の母親が〕長男からも嫌われ、三男坊からも嫌われてな、みんなから嫌われて。ほんまに、〔母親がわしに〕貯金通帳を見してな、「もう、これ、カネがなくなったら、淀川に……〔言葉がつまって涙声になりながら〕身を沈めて死ぬだけ」という言葉を聞いたときには、なんとも言えん気持ちやったな。そればっかり言うとったですよ。わしが中学校の三年のときやからな。だから、ほんと言うたら、おふくろの話すれば、涙が出てくる。あのときがいちばんつらかったな。ほんとに、一万二千円のカネしか残っていなかったからな。ほんまに、病院代も払わにゃいかんしな。通院費もいるしな。自分も飯食わなきゃいかんしな。

わしはねぇ、結婚とか家庭とか持つのは諦めたからね。いわば、諦めることによって、ちょっと、楽になりました。そういった面において。わし、〔母親の病気のことを他人に〕説明するの、気が悪かったけぇ。嫌やったな。だから、まぁ、そういった考え方。すべての人生を諦めた。〔諦めたのは〕親をみにゃいかんと思ったときからな。

稼ぎの三分の二は薬代に消えた――保険適用外

働いてきたおカネの三分の二は、ぜんぶ、薬代に入れよったね。カルテ《ここ》に指示だけはあるんだよ。「アリナミン、一日三〇〇ミリ内服」。三〇〇ミリですよ。だいたい、普通一般、いるっていったら、五ミリぐらいでいいんですよ。二五ミリでも、多すぎるぐらい。〔ハンセン病による〕顔面神経麻痺は三〇〇ミリ。普通一般の一〇倍以上。だからといって、カルテ《ここ》の薬のなかでアリナミンがどこに出てますかい？　ぜんぜん出てへんでしょう。阪大〔病院〕から出ておるもんだったらな、カルテ《ここ》にぜんぶ記載がありますわな。ぜんぜん記載がないでしょ。三〇〇ミリですよね、すごいでしょ。だから、その当時、おカネ持って帰ったってな、三分の二は薬代。

〔この〕大阪大学のカルテ見ても、かなりの薬を使ってあるでしょう。だからといって、アリナミンが出された形跡がないでしょ。「アリナミンを飲ましてやりなさい」という記載はあるけれどもな。アリナミン、それ、患者負担やから、ということだ。家族が都合してやってくれ、ということでな、家族に負担をかけたんやから。そんなカルテやなんかでも、普通一般ならば、三年か四年で廃棄されてしまうんのやけれども。これがハンセン病だから残ってくる。また、再発して帰ってくる場合があるだけな。

そういう心で残しておるということは事実。

そのカルテな、どう見はったか？　これ、薬の臨床実験ですよ。早いこと言えば。これ、患者本人にも家族にも、いわば了解をもたずに、いろんな薬を充てられて研究したというカルテですよ。〔多磨全生園入所者の大竹章の書いた〕『無菌地帯』（草土文化、一九九六年）に書いてあったけどな、昭和三八年ごろ、どんな薬が使われておったか、ちゃんと出ておる。そこんなかに、丸山ワクチンもある。ストレプトマイシン、カナマイシンね。だから、プロミンが効いた効いたって言うけれども、すべての患者に効いたものじゃなくて、神経らいには効かんかったんやから。効かんかったひとも多いんだけぇ。そんで、臨床〔記録〕を採ったということ。臨床記録ですよ。母親もそうだし、家族の者《もん》にも、「つぎは、新しいこの薬がいいから」って言って、承諾〔をとったこと〕はいっさいないからね。

阪大病院はね、いちばん古かったのは西村先生っていってね、その先生と大国先生というのがひとグループで診ておった。それで、もうひとグループは伊藤先生と森竜男先生と診ておった。そちらのほうに母親はおったねんけれどもね。月曜日は西村先生、火曜日は伊藤先生、水曜日は西村先生……で、交替交替でやっておったということ。そしてね、森先生とか伊藤先生に、「この曲がった指をまっすぐできんか？」とか、いろんな話をしてきた。〔トイレに行ったら、曲がった指で〕紙を挟んで、こうして自分で処置をしにゃいかんのやけどな、「まっすぐしたら、この、筋《きん》を切っちょったけな、紙が挟めんようになるから、それ、せんほうがいいよ」って。「たとえ曲がっておっても、なるたけ、使えるもんは使わにゃいかんだけぇ」という、それが伊藤先生の指示だった。

〔先生が〕「国民健康保険、ぜんぜん使われんだけぇ」(8)と言ったら、〔わし〕もうそれ以上、口が出んかった。〔阪大病院の先生からは〕「困ったら、大阪府にハンセン病の相談場所があるから〔そこへ〕行きなさい」って、一回も聞かなかったな。

〔あるときまでは、阪大病院に〕一回行ったら一〇〇〇円で済みよったんやけれども、ところが、この日から済まんかった。一三一〇円要ったということ。それは月になおしたら、二六二〇円要ったということでしょ。月に二回行ってますからね。〔ここの記録は、昭和四〇年の〕四月の一五日でしょ。五月の一日に行ったら、今度は五月の一五日。月に二回行きよったんですよ。そしたら、〔大学病院の〕ひと月の治療費というのが、あの当時、二六二〇円要ったということですよ。

あのね、プロミンは注射液。プロトミンというのが、そうなんですよ。それじゃ、ちょっと後遺症が出るのが多いから、飲み薬にしちゃおうかっていって、粉末にしたのがDDSです。DDSをつくる処方といったらな、いわば五つぐらいの薬のなかで、ダイオドンであるとか、プロミゾールかな、こういう新しい薬ができると、これ、二つを入れ替える。だから、おなじDDSでも、真っ先に使われたDDSと、あとから使われておるDDSとは、ちょっと違うということな。やっぱり、耐性菌になりやすかったってことは事実。〔らい菌は〕結核の菌とおなじやし、いろんな結核の薬で……。プロミンというのも結核の薬やったんだからな。で、〔ハンセン病が〕治ったんだから、ということでな、いろんな薬が試された。ストレプトマイシン、カナマイシンもそうやし。そういった薬を、いわば実験された、と。研究された、と言ってもいい。〔母のカルテは〕そのカルテですよ。だから、そのなかで、丸山ワクチンも、結核のいわば免疫治療剤。だから、ハンセン病にも効くんとちがうか、おなじ抗酸菌であるからと。要は、研究ですよ。研究に使われた。

当時は、ま、研究っていうんか治療っていうんか、治療と言ったら治療やけど、研究と言ったら研究やからな。そういったことがされてきた時代であるということね。早いこと言えば、結核の薬をずらっと並べてな、たとえば、ストレプトマイシン、カナマイシンみたいな治療をして、これが悪いなと思ったら、ステロイド系のやつを使って、神経をちょっと静かにさして、また、静かになったなぁと思ったら、今度《こんど》、新しい結核の薬を充て替えて、また、それが悪いなぁと思ったら、また、ステロイド系の薬を充て替えて。これのずっと繰り返しですよ。このカルテを見ればね。

だから、これが、とんでもないカルテであるということは事実。阪大病院にかかっておってな、〔母が〕良《よ》うなったというのは全然なかった。中井先生は、「神経らいはな、薬よりも食生活をちょっと改善する、ちょっと、魚をつける、卵をつけるほうがよかったんだ」ということを言いはったね。あの、

8　ハンセン病専門医の和泉眞蔵が指摘しているように、ハンセン病に対する隔離政策は、ハンセン病患者を療養所に隔離しただけでなく、「ハンセン病医療そのものを一般の医療から隔離」したのであって、「昭和三十年代になって国民皆保険制度ができたあとでも、厚生省はハンセン病の保険診療を認めなかったし、抗ハンセン病薬は保健医薬品に入っていなかった」（『医者の僕にハンセン病が教えてくれたこと』シービーアール、二〇〇五年）。つまり、ハンセン病療養所では治療費はかからないが、いくつかの限られた大学病院に通院治療する場合には、保険適用外とされたのであった。

もともと、薬のない時代にもな、薬がなかったらないなりに、神経らいは、障害は残すとしても、〔菌は〕消えていくんだから。薬がなくって治らんかったのは、結節らいだけなんですよ。

〔で、阪大病院に行かなくなったら、母の病状は〕よくなった。治療せんかったほうがよかったんだということだね。ここに書いてある。いちばん最後。〔昭和四二年六月八日のカルテに〕「顔の神経痛も治まった」「DDSは昨年の四月〔以来〕内服してない」。使わんようになったら、治まった。もともとから、神経痛は治療せんでも良《よ》ぉなっとったんやから。手が曲がったのは治らんけれどもな。

伊藤先生がね、タイから帰ってきてね——タイに行っとったんだから、長いあいだ。一回行ったら、一年二年帰らんわけな。帰って〔きて〕、「またプロミンで治療しようか」って言いはった。〔母は〕プロミンを怖がってな。怖がって、「もう、行かん」って言って、行かんようになった。わしも、まぁ、〔阪大病院の治療で〕あまり良《よ》ぉなった記憶もないしな。また悪《わる》ぅなったらまた行ったらいいや、なんていう軽い考えで、まぁ、やめてみはるか。アリナミンは、「続けてほしい」っていうから、まぁ、続けてね。〔アリナミンは、もともと〕ずっと、市販のもの〔を買っていた〕。そのころには、これ以外に目薬も買ったしな。傷薬も買ったしな。

大阪から鳥取に戻る——阪大病院の外来治療に見切りをつける

〔ハンセン病で〕たとえば、手が麻痺したってことは、どんな状態になるかわかります？「手が上がらん。手が、重とうて、上がらん」って。それが神経麻痺ですよ。だから、あの、脳梗塞で片麻痺を起こしても、片方の麻痺したほう、重とうて動けん。「動かん」じゃなくて、「動けん」というのが実際《あれ》。ハンセン病も、バーベルを持っておるのと一緒。「腕が上がらん」。だから、ちょっと〔なにか〕するといっても、たいへん時間くいましたよ。

わしが〔稼いだ〕おカネを出すようになってから、生きるはずみがついたようなことでな、まぁ、田舎から持っていった布団やなんかでも、布団の綿の打ち直ししてな、自分で一通りつくるようになった。それで、まぁ、ふつうボタンやけど、ボタン〔をはめるの〕ができんからな、〔ボタンの代わりに〕パチンパチンパチンて、ホック《それ》を付けたりとかな。なんとかかんとか自分でそういったことはしよったな。だから、布団も一回も買ったことがなかった、と思います。ぜんぶ打ち直しして。自分でできる範囲のことは十分にやっておったと思います。「よくしはるな、そんな手で。よぉ、ここまでできるなぁ」って褒めてあげたらな、調子にのって、またそれすると。服ぐらい、ちょっとぐらい縫いよった。あんな手で、ひとの三倍も四倍も、それは時間をくうかもしらんけれども、するんです。あれでけっこうね。

あの手でもって、何もできんかといったら、そうじゃなくてな。やっぱり、けっこう、使えるところは使ってましたよ。だから、田舎《ここ》に帰ってきても、なんていうかな、〔畑を〕百坪くらい借りて、まぁ、ダルっていうとったがね、方言ではね、ダルをつくって、やっとった。「もう、そんなことしなんな」って言うたってな。そしたら、めんだがる、ということになるんだな。嫌がるというのを「めんだがる」と言うんだけど。

やっぱり、自分の母親である以上、家は作っておいてやらないかんだけ。だから、〔養子に出た次男坊の〕Iが畑を持ってたからな、そのいちばん端を買って、この家を作ってやったんですよ。〔ここで〕五年ばかり一緒に住んだ。ずっと一緒でした。

〔大阪から、鳥取へ戻ってきたのは〕けっきょく、言うたら、〔母親の〕目が真っ赤に、血を溶いたような目になったからね。いつ潰れるかもしらんなぁと。医者にかかっておったら、まだましかもしらんと。ところが、この阪大病院やなんかでも、その、眼科ちゅうのあらへんしな。〔ハンセン病になると〕直接的にも間接的にも、赤い目になるというのはね、わかっておんねんけれども。ただハンセン病だけの治療――治療っていうんか、なんていうんか、臨床〔実験〕というんか知らんけど。

〔ハンセン病が〕目にきた場合、じゃあ、〔阪大病院に〕眼科があるかといったら、ないんやからな。目薬《それ》も、ぜんぶ、患者負担ですよ。だから、〔この町の縁戚関係にある〕眼科に行きよったです。あすこに行っておればね、風邪を引いたって、風邪薬ぐらいは出せるんだからね。それで、いちおう、なんとか。もう、医者をつくるというの、大変だった。通える医者を。「らい予防法」があればね、届出義務というのがあるからね。それを〔承知で〕受け入れてくれる医者というのが、どうしても要ったんですよ。いつまでも大阪におってやで、風邪引いたって、薬局で風邪薬買うて飲むちゅなことばっかりしとったって、行きゃあせんだけな。けっきょく、歯も悪くなってくるしやな。もう、大阪に行ったときに、〔母は〕五三〔歳〕やったからな。だから、六二ぐらいで帰ってきたけれどもな。〔大阪には〕九年〔いた〕。〔ここへ戻ってきて〕町の健康診断があるちゅなことで、病院に行ったら、「おまえは、手のくされだな」って言われたって言ってな、もう、そこへは絶対行かんかったな。それと同様なことがあって、〔地元の〕歯医者さんにも行かんかった。歯医者はどこに行きよったかといったら、汽車に乗ってな、〔遠くの歯医者さんまで〕行きよったな。

きょう〔前を通った〕民家みたいなF医院、これが、いわば母親の弟の嫁さんのおっつぁんだった。〔F医院は〕嫌がらずに〔診てくれた〕。わしが、はじめのときは、もう、押し込むようにして入れたけどな。

〔母は大阪では〕ずっとうちにいるだけ。出られんから。わしが〔母親の面倒を〕みるようになったら、買い物に行かせるようになったよ。〔わしが〕働きもって帰ってきたって、〔その時間には〕店が閉まってるからな。そんで、飯をつくって、おかずぐらいはちょっと作ってくれよった。だからといって、わし一回も、ほんまに一回も、嫌がったことない。食べるものでね、嫌がったことない。それは、ここに帰ってきても、出稼ぎして帰ってきても、嫌がったことない。それしてやる以外に、やる者《もん》がおらんかったんやからな。まぁ、ここへ帰ってきても、けっこう、ひとりで楽しんでやっとったと思うよ。まわりの者《もん》はいろんなことを考えたかもしらんけれどもな。

出稼ぎに出る――次兄との軋轢

〔わたしも母と一緒にここへ戻ってきて、地元の運送会社に勤めて〕そこで大型〔免許〕を取った。〔田舎だと、給料〔安かった。でも、〔わしが〕出稼ぎ〔をするようになった〕いちばん本質的な面はね、〔次男坊の〕Iの根性がな、わかったから、嫌になった。田舎というところがな。それがいちばん。「六つのときに〔他家の〕子どもにやらされたっというのが、意味がわかんだかぁ?」ちゅな話だでな。ここ、砂畑やったんだな。ドラム缶に穴を開けて、そこに栓をしといてな、水をいっぱい、井戸で汲んで。それで、栓をパッと抜いて、パァーッと走りよったちゅう。「いらん子はな、〔他家の〕子どもにやるもんだちゅな〔こと〕言われとった」ちゅなこと言ってな。それ聞いたら、もう嫌になった。ここの、田舎がな。

砂畑には、いまでは、スプリンクラーで〔水を〕撒いたりするけどもな、〔Iが〕養子になった当時は、一斗缶に水を汲んで、走りよって、バァーッと水を撒きよった。昭和四二年に〔大阪からわしが〕帰ってきた当時は、ホースで水を撒きよったんですよ。それからまた五年ぐらいたったら、スプリンクラーで撒くようになって楽になったけれどもな。そこまでいくまで、それは大変であったということは事実やけどな、わしに言ってみたって知らんやんか、そんなこと。わし、〔Iが他家の〕子どもにやられた当時なんか生まれてもせぇへんわ。一四も違う。それから八年もたって、わし生まれとんじゃ。

〔Iは、養子に出されたことを〕恨んどったちゅうかな。ただ、養子にもらった家の、おっつぁん、漁師半分しとったんやけどな、海の事故で死んで。それから、おふくろがいちばん心配して、相当に、ここに手伝いに来とんねんけれどもな。その意味さえもわかって、いいほうには取ってくれてなかった。だから、〔母が〕病気を患った意味においてもな。わしからみたらな、〔母親は自分のうちの〕大きな百姓〔仕事〕とな、〔息子が養子へ行った〕こちらも手伝いせないかんわな。ちょうど〔自分のうちの田んぼを〕五月に田植えをすれば、一月《ひとつき》後れて六月、こちらに来て田植えをして、ちゅな生活ばっかりしておったんやからな。あの〔わしの〕うち、わしの親父は兵隊に行っとるしね。〔母親は〕ひとりでこんなことしよった。それが無理がたたったんとちがうかな、というのがわしの意見ですよ。

その当時、飯も食えんようなひともかなりおったんやからな。それに比べたら、〔T家は〕まぁ、人並みぐらいには十分に食えてたのに、こんな病気になった。まぁ、選ばれた人って言ってしまえば、それで終わるけどもな。ただ、両方の掛け持ちの百姓が、ちょっとしんどかったんとちがうか。それを、〔Iは母親がしてきたことを〕ちゃんと〝よぉ手伝いにきてくれた〟っていうような感覚で捉えてなかった。――〔わしは〕田舎がもう嫌になりましたよ。それからは出稼ぎするようになったねんけれども。

出稼ぎ。ちょいちょい、九州も行きましたよ。その当時、溶接の技能試験を通っておったから、仕事も楽にあったということは事実やしね。あっちこっち出張に行くようになったというのはな、配管工になってから。〔高速増殖原型炉の〕もんじゅ。わし、あそこにも手伝いに行ったことがあった。ちょっと応援だけやったから、三カ月ぐらい行っとっただけやったけどな。いまは、なんか、それは派遣社員やっちゅなことでな、低いようなことを言うておるけどな、昔は力のある人間は一本どっこで上がっていきよったんやから。まぁ、その時代やったらな、〔稼ぎは〕まぁまぁ。ふつうの会社よりはな、倍ぐらいはもらえた。ボーナスはないかもしらんけどな。やっぱりね、時間早ぅ終わったら、早ぅに仕舞えるしな。気が楽であったということは事実。

〔母への仕送りは〕はじめは〔月に〕二万くらいだったかもしらんけどな、最終的には五万ぐらいになってたな。母親が死ぬる〔前〕、わしが保健所に相談に行ってるというような時代は、〔月に〕稼ぐカネが五〇万を切れたことなかったからな。平成三年やなんかな。

ハンセン病を認めようとしない兄弟

なかなか、噂は止めようがなかった〔けども、Ｉたち兄弟は、母がハンセン病であることを認めようとしなかったな〕。〔昭和三四年には〕阪大病院の伊藤先生からな、「「紅斑性ケロイド」と書かれた診断書をもらったんやから」って。「らいって書いてないやろ。〔らいと〕違う」と、誤魔化したということも事実。

「紅斑性ケロイド」ちゅうような病気、どこにあるのや。ハンセン病のひとつの病状ですよ、あれは。わし、昭和五〇年に〔阪大病院に〕行って〔診断書を〕もらってきてやったねんけどな。母も、これから、いろんな病気もするんだけぇ、医者に行く場合でもな、診断書があればまたちがうから、と思ってな。膝にも水が溜まってくるようになるしな。そのときにわしがもらってきてやったのは、「多発性神経炎」。だから、やつたちは、自分たちの都合のいいほうばっかり、構えるんだな。わしは、あくまでも「ハンセン病や」言うんやけれども。〔ハンセン病であることを明示しない〕別名としてずっと使われてきた病名がある。だから、そっちの〔ほうを医者が書いた〕。ところが、うちの親戚は、「ハンセンて書いてないから、ハンセン病じゃないんだ」という捉え方で、ぜんぶ逃げちゃう。

　だから、わしがいちばん困った。わしは次男坊〔のI〕と、よぉ喧嘩したかもしれんけどな、だからといって、診断書《これ》はハンセン病の外来治療をしておるとこで〔書かれたもの〕。だから、〔母はハンセン病だからこそ〕国民健康保険は使えんしな。ぜんぶ患者の負担でやっとんねんけど。これ説明しても、自分らが都合がいい方向にいい方向に取って、逃げよるんですよ。だから、これにいちばん困った。「あすこの阪大病院、ハンセン病の外来治療やってくれる」とわしが言うたら、なんて言って返したかいうたらな、「〔病院の〕住所が違うやんけ」って。「おまえの持ってる本では〔阪大のらい部門の所在地は〕吹田になっておるやんけ」。また、とぼけくさると思ってな。「だったら、行って、調べて来い」言うて。「Iさん、わしがあんたに聞かないかん立場やぞ。あんた、自分たちが連れて行っとってな、その病院がどんな病院か、わからずに帰ってきておるんか？　わしの母親は、どんな病院に行って、どんな病気かちゅうことを、わしが聞かないかん立場と違うんか。逆と違うんかぁ」と言って。「じゃ、行ってこい」と言って、行かしたんです。

　つまり、わしが言うのはね、「大阪大学微生物病研究所らい部門」というのがあるんです。微生物病研究所っていうのは、吹田〔市〕にあるんですよ。そこが、〔大阪市中之島にあった〕阪大病院で、裏手に〔診察室を〕借りてな、そこで治療しよった。「行ってみて、はじめてわかった」ちゅうようなこと言って。これは、大ボケけや。何回わしが説明しとんのや。――つねに逃げよう、逃げよう、の一点張り。なにも、しとうないからな。おふくろの病気、「難病疾患だ、難病疾患だ」言うたってな、知らんうちに火傷してちゅうような病気は〔ハンセン病以外に〕あらせんて。そうでしょ。絶対、これっぽっちもないですよ。知らんうちに火傷して、っていうのはな、ハンセンのいちばんの特徴。〔知覚〕麻痺をしてな、手が白くなったり、指を失ったりするのは、ハンセン病しかあらへんのやから。それが特徴やって、どれだけ、わしが教えたか。そこに『各種神経疾患』ちゅう〔本があるが〕、あすこのなかに「癩」という記載があるんやけどな。そんな本を持ってきて、見したって、頭に入ってないわな。

〔いま〕わし、〔兄弟とは誰とも〕付き合いたいとも思わへんし。それはそれで、わしはいいと思う。兄弟はなかったほうがよかったのにって、何回も思った。あったって、ろくなことはない。土地の一坪でもな、〔母親に〕買って与えてくれたやつは、おらんかったからな。

母親が老人ホームで差別的扱い／聞く耳をもたぬ行政

人間、終わりよければすべてよし、といったようにな、〔母は、昭和五八年に脳梗塞で倒れて〕いちばん最後の一〇年、老人ホームで世話になったねんけれどもな、〔そこで〕ひどい目に遭っとった。〔ひどい目に〕遭うんだったらな、わしから見たらな、〔母をハンセン病療養所に入所させないことを〕正しいと思ってやってきたけれども、〔社会は〕まったく受け入れてくれんかったじゃないか、と。わしがやってきたこと、間違いでなかったかという疑問が湧いてきたということですよ。ね。早いこと言えば。普通一般の老人ホームだったら、〔ハンセン病の後遺症で〕あれだけの障害を持っておったら、差別が起こって当たり前とちがうんかと。〔だったら〕はじめから〔ハンセン病〕療養所のほうがよかったんとちがうか、というのが、わしの結論ですよ。それから考え方が、ころっと違ったんですよ。まったく老人ホームでも理解されんかったからな。

けっきょく、いうたら、手が悪い。だから、うちのおふくろも、「マンゴーや、マンゴーや」って言われてな。こうやって、〔指が縮んだ手で〕箸を挟んで、飯を食いよったから。「マンゴー」。ここらの方言で言えば、「らいだ、らいだ」ちゅうことと一緒の意味があんねんけどな。手が、こんなんなってるからな。まぁ、カルテにも書いてあるようにな、口も、両側《りょうそく》の顔面神経が麻痺して。どうしても、やっぱり……、それで嫌われて、一緒に飯も食わさしてもらえんかった。いちばん最後にひとりで食事した。お風呂もそうやね。うちのおふくろは、すべて最後ですよ。そらぁ、垢も浮いてくればな、いろんな、そういった環境のなかで、ね、いちばん最後の風呂に入ってな。ほんまに、まったく認めてくれやへん。

まぁ、そういった結論を出したのは、老人ホームであり、また、〔監督指導する〕県であったかもしらんけれどもな。それしかできんかった、余儀なくされてしまったということですよ。だからね、こんな取扱いをされるんだったらな、療養所のほうがよかったんじゃないかという、結論がそこで出てしまった。だから、だれがわしを説得しようとな、わしはじかに体験してきておるんだからな、だれが何を言おうと、わしに説得はできんですよ。じゃ、あんたたちが、実際言うて、何をしてくれたんだ、ということですよ。

阪大病院なんかでも、なんていうかな、自分たちの抱えておる〔ハンセン病の〕患者さんがどんな思いで通院しておったかというぐらいのことはな、把握してな、ちゃんと対応してくれとったらな、老人ホームでもうまいことといっとったねんけれども、まったく、阪大病院も京大病院も、そんなハンセン病への誤解を解くというような啓発《こと》はせえへんしね。そんな状態で、ただ理想論だけを言うておったってな、やっていかれへんですわ。昭和三三年、公衆衛生局長通知っていうのを厚生省が出してる。早いこと言えば、軽快退所者を社会に出すから、円滑に社会復帰できるように、啓発運動してくれって書いてある。〔しかし〕阪大でも京大でもまったくしてこなかった。

やっぱり、ハンセン病の外来治療やっておるところがな、一生懸命になってくれにゃ、わし困るんだよ。理想だけでな、生きていかれへんのやから。ハンセン病の誤解も解かれてへん。「療養所の人間は治ってるんだから、社会復帰を」とか、そんな理想言うたって、受け皿が〔ない〕、社会が受け入れてくれへんやんけ、っていうのが、わしの考え方。実際に、うちらは、歩んできたんだから、それを。だから、わしに、なんぼ言うたっていかん。そんな話よりも、受け皿をちゃんとしてからな……。

〔いろんな人が〕わしに「〔あんたは〕いいことしちゃった」と。いいことをわしがしてな、なんで、おふくろが老人ホームであれだけいじめに遭うのか。それより、なんとかしなきゃいかんことがあるとちがうか、と。受け皿がないやんけ、と。自分たちは理想論ばっかり言うて、「社会復帰だ、社会復帰だ」言うけれども、じゃ、社会がそれを受けてくれるんかということですよ。わしは、あんたたちみたいな理想論を言うておるんじゃなくてな、実際に、親が受けた仕打ちというものをな、体験しておるの。

無癩県運動をやったりとか、いろいろな偏見と差別があったりなんかするのにもかかわらずな、そんなことは知らんかったたというようなことはな、それはわしは許さへんしな。そしてまた、受け皿のほうをな、ちゃんとせな。なんぼ〔社会〕復帰〔を奨励〕したって、〔入所者は社会へ〕出やせんでよ、というのが、わしの意見ですね。「もう〔ハンセン病療養所では〕治療をしておる人は少ないんだ。だから、社会復帰してもいいんだ」ちゅなことを新聞で報道したってね、いかんて。後先が逆になってるもの。もっとな、ちゃんと、ハンセン病の誤解を解いてせないかんということが、ひとつ。

そして、〔わしが保健所へ母のことで訴えに行きはじめた平成三年の時点でいえば〕優生保護法からハンセン病を外すことがひとつ(9)。これ、誤解を招いておる大きな要因だと。誤解を生む原因になるものな、ぜんぶ断ちさってから、「社会復帰、社会復帰」って言う〔のが筋というものだ〕。やっぱり、わしからみたらな、これまで、患者家族との対話がなかったんとちがうか。少なかったんとちがうか。や

9　昭和二三（一九四八）年七月一三日公布、昭和二三年九月一一日施行の「優生保護法」の第三条には「医師の認定による優生手術」として、「医師は、左の各号の一に該当する者に対して、本人の同意並びに配偶者（届出をしないが事実上婚姻関係と同様な事情にある者を含む。以下同じ。）があるときはその同意を得て、優生手術を行うことができる。但し、未成年者、精神病者又は精神薄弱者については、この限りでない」とあり、三項において「本人又は配偶者が、癩疾患に罹り、且つ子孫にこれが伝染する虞れのあるもの」とあった。なお、この法律は、「らい予防法」が廃止された一九九六（平成八）年に、「母体保護法」に改正。「癩疾患」うんぬんの条項は、やっと削除された。

っぱり、うちのおふくろのようにな、いっしょに飯も食わさしてもらえん。風呂にもいちばん最後でなかったら入らしてくれん。これは県の指導であったかもしらんけれども、母親はそれを余儀なくされたっていうこと。それを受けんと、老人ホーム《そこ》では生活できんかったということです。

母親はわしに訴えるけどな、わしが相談をしに行くところがなかった。〔大阪にいたとき、阪大病院以外に、どこへ行けばいいっていうことは〕わからなかった。教えてもくれんしね。阪大病院《ここ》以外に、大阪府でも相談場所があるかとかね、担当の係官がおるやとかね、そういったことを、いっさいね、知らんかった。

〔母は〕それはひどい状態であったということは事実ですよ。〔出稼ぎ先から〕ここにわしが帰ってきたときに、〔老人ホームから自宅へ〕連れて帰ってやる。「もう老人ホームには帰らんからな。だから、電化製品を揃えとってくれ」ちゅなことを言うから、ポットやとか電気釜やとか揃えてね。それから、冷蔵庫の中にはいっぱい、卵やとか魚、ああいったもの、しばらく食うぶんを置いて、米も二〇キロ買って、置いといてやったら、二週間か三週間ぐらい、自宅《ここ》でひとりで生活するけれどもね、やっぱり、脳梗塞で倒れておるから、〔自分では〕それ以上の買い物もできへんしね。余儀なくされて、また老人ホームへ帰ると。老人ホームにまた連れていきよったのが、〔次男坊の〕Iですよ。また、わしが田舎へ帰ってきて、自宅《ここ》に連れて帰る。その繰り返しですよ。その繰り返しが、三年ぐらい続きましたかな。実際には、まぁ、諦めたっていうかな、それで、もう言わんようになったけれどもな。

つねに、飯食う場合でも、一緒に仲間に入れてもらえずにな。みんなが終わったあと、ひとりで食っておった姿を、わし見てますからね。「風呂は、どうや？」と〔母に聞いたら〕「風呂も最後や」と言うておった。誰か知らんけども、風呂にひとり入っておったら、「おばさん、ちょっと背中洗ってあげるわ」って言って、若い女の子が入ってきて、からだを見よったけれども、「きれいなからだしてはるわ」って言うて帰ったと、いうような話も、ぜんぶ、おふくろは、老人ホームで起こった問題やなんかでも、まぁ、わしに話しておったわね。――〔その女の子は、母の〕からだ、調べにきたってことですよ。あの、皮疹《ひしん》がないかとかね。あの、神経らいというのはね、治療せんでも、ちょっと時間がくればな、消えていくのがひとつの特徴ですよ。障害は治らんけれどもね。皮疹は治りますわ。

〔昭和六〇年に母が〕脳梗塞で倒れ、〔母が老人ホームで差別的扱いをされているというので〕いろんなところに相談に行きましたよ。前々町長の当時、悩みの相談を受け付けます、相談場所がありますからっていうので、行きました。相談員が二人おりました。「らい」という言葉を聞いただけで、飛んで逃げましたよ。〔役場も〕相談にのってくれんかった。保健所は、話を聞いただけ。〔保健所へ行ったのが〕平成三年。母親も連れて行ったこともありますしな。老人ホームからね、わしが抱いてな、連れて行ってやった。まだ歩けんかったからな。老人ホームへ行っても、やっぱり、手車、押し車を使ってね、すこし歩くようになってましたけどな。リハビリでね。

平成三年のころは、わたし、ちょうど大阪のほうで仕事をしておったからな。だから、帰るたんびに行きよった。おふくろが死んだのは、平成六年の二月の二日に他界しましたからね。その一年なんぼ前に、〔母が亡くなったら〕この家でね、葬式の後始末をしてやらないといかんからというのでな、〔窓も〕アルミサッシに変えてね。一〇年ほど、ほったらかしでおったからな。草も茫々《ぼうぼう》やしな。

まぁ、〔この家の〕修理やなんかするときもね、しょっちゅう、保健所に行っておったんやけれども
な。あとになって、五年も行っとるのにな、「ハンセン病の相談場所は県庁にありますから」って言っ
て伝えてきたのが、〔平成八年に〕「らい予防法」が廃止になって一カ月ぐらいしてからですよ。だから、
ひじょうにタチが悪い。とにかくねぇ、保健所でも、〔担当者が〕三人も人事異動で替わりましたから
ね。そのたびごとに、また、一から説明しにゃいかんですよ。三人目に「県庁に行ってください」って。
そのときにはもう、「らい予防法」が廃止になっていますからね。「昔は、こういったやり方で指導して
おりました」ちゅなことを言って、たとえば、〔厚生省〕事務次官通知やなんか出してくるからな、「そ
んな廃止になったようなものを出してくれて、なんの意味があるか。ひとをダラスしとるんか！」って。

当時のハンセン病の担当が、「いやぁ、あんたんとこの家のことは、ちゃんと聞いておるから、ちゃ
んとしますけぇ」ちゅなことを言って返事するからな、ずっとそれで行っとった。けっきょく、なにも
できず。「できることとできんことがあります」と。それは当たり前であって。「らい予防法」が廃止に
なったら、なんにもできへんやねん。わしからみたら、わし、五年間行っとる、母親を連れて。なんで、
連れて行ってやっとるかというと、やはり、老人ホームで一生を終えさせるんだったらね、いじめられ
ておるのに、たとえ二年でも三年でもね、療養所入所のほうがね、まだマシやったとちがうんか。〔母
親が療養所に入っても、いまは〕こちらから会いに行こうと思えば、なんぼでも会いに行ける、と。

〔「らい予防法」廃止のあとだけど〕まさか〔鳥取県が母のことをハンセン病患者として〕登録をしてな

いと、わしも思ってないてないしな。最後に聞いてみたら、「登録はしてない」ちゅうなことを言うからな。ちょっと大阪府のほうに電話して〔聞いてみた〕。担当〔のひと〕が「鳥取県は変だよ」って言いよったもの。そういった相談であればな、子どもをみな集めてな、療養所がいいか〔在宅がいいか〕どちらがいいか決めさせるのが、県の仕事なんだ、というようなことを説明してくれましたね。それで、みんなが、じゃあ、協力しあって、面倒をみようということになれば、現状維持でそれをすればいいけれども、みんなが〔面倒を〕みんということになれば、〔そして老人ホームで〕そんないじめやなんかがあるんだったらな、療養所のほうがいいし、すぐ手続きとっちゃる。「らい予防法」がある時期に相談があればね、北海道に子どもがおろうと、沖縄に子どもがおろうと、通知一本でな、〔呼び〕寄せることはできる、それだけの力があったんだということを、言うてましたよ。〔そう言ったのは〕大阪府のハンセン病の担当。保健婦の資格をちゃんと持ってる。大阪府は、みなそうやからね。鳥取県は、素人がしよったんやから。そういった資格もないような人がな、担当を。

〔いろんな人が〕外来治療を美談みたいに言う。わしは、それ、いったん、卒業しとるのにな。だから、わしがやってきたことはな、間違いでなかったんか、という疑問からな、やっぱり、ね。よかれと思ってやってきたねんけれども、母親が老人ホームへ行って、あれだけ、みんなからいじめられて。ほんとに、これでよかったんか。人間は、最後よければ、すべてよし、というような考え方があんねんけれどもな、人生のいちばん終末でな、こういったこと、ほんまいうて、わしはやらしとうなかったというのがホンネですよね。ひじょうに、いまでは後悔してます。療養所のほうがな、だから、住めば都というのでな、それは、療養所に入ったときは苦しいかもしらんけれども、中に入って、いろんな友達ができたらな、短歌をつくったり、俳句をつくったり、陶芸をやったりとかな、いろんな楽しみ方で、これまでずっと生活してきてはると、わしは見てます。あの療養所の中にいてもな、おなじ悩みをもつ者どうしがいたほうが、やっぱり、楽しかったんとちがうんか、というのが、わしのいまの意見ですね。

大学病院の外来治療が正しいんだという固定観念をもってこられちゃあね、こっちは、ほんまに困るんですよ。大学病院が、じゃあ、啓発運動でどんどんやったかといったら、やってませんしね、まったく。社会におられるハンセン病のひとたちを集めて、外来治療をやったんねんけれども、そのひとたちが、どんな生活をしておろうか、どんな思いをしておろうかということを考えて、昭和三三年に通達が出ておるのにもかかわらずね、そこで立ち上がってくれてませんよ、ぜんぜん。京都大学も阪大も含めてね。

大谷〔藤郎〕先生の本でも、〔大学病院の外来治療は〕美談だ美談だちゅなことになっておる。みんなが美談だ美談だ、という。わしは違ったです。外が大変だったんですよ。逃げ場のない、家族やとか親族がかなりおったんですよ。それが、「らい予防法」の影響であるということは、〔わしも〕言うとんねんけれどもな。

〔明治三三年に〕日本ではじめてハンセン病の調査がされてね、三万ちょっとの患者さんに対して、その親戚が何人、何軒あるかとかね、そんなことを調べて、「癩血統家族」というものがね、九九万九三〇〇名かおるというような調査をされたそうです。そういった影響が非常に強いんですよ。親族までも、だから、大きな被害があったって。これ、大谷先生の本、『らい予防法廃止の歴史』〔勁草書房、一九九六年〕で〔書いてあった〕。もうボロボロになっちゃってな。まぁ、そこまで〔ボロボロに〕なるまで読んだということ。つまり、こういった調査。これが大きな、わし、影響があったし、その当時、やっぱり、日本中パニックが起こったと思いますよ。それが国会のほうまで上がっておるんだからね。やっぱり、親族が「癩血統家族」というようなかたちで出てくる。関係ない、じゃなくてな。「あすこは、らいの蔓《つる》だけ」というような捉え方をするのも、そこから始まってると思いますね。

県職員を殴打／裁判で訴えたかったこと

〔平成一五年の七月二四日に、県職員を〕こまい〔＝小さい〕鉈《なた》〔で、殴っちゃった〕。この人はね、ハンセン病の係やってた課長補佐ですよ。「おまえたちが勝手にやったこっちゃから、うちらは知らんわぁ」と言いよったんやからね。「おまえたち――つまり、家族――がね、やったこっちゃから、知らんわぁ」と。じゃ、患者家族であるという理由で、〔伝染病患者とされている者を〕どこにでも連れていってもいいんか、ということで、もめてしまったわけですよ。つまり、さっきもちょっと言うたと思うねんけどもね、その当時、SARSなんかがね、大きな問題になっておった。「患者家族であるという理由で、東京でも大阪でも連れていって問題がないのか？　あんたたちは、専門的な分野で走っておるんだからな、その言葉に責任とれるんか」って、喧嘩になった。まぁ、それで、ああいったことが起こったねんけれどもね。「いったん、そういった専門家がな、口から外に出たら、後には返らんぞ」って。

つまりな、台湾から観光に来られておったドクターが、関西をぐるうっと回って帰られて、はじめてSARSとわかったと。そうしたら、日本では、飛行機から、その人が泊まった旅館、それと交通関係からぜんぶ消毒しはっただろ。ああいったこと、ハンセン病でもしとったんだからな。患者の輸送にしてもそうだが、〔ハンセン病回復者の〕森元美代治さんの本でも何回も読んだけれども、〔瀬戸内海の長島に作られた入所者のための〕邑久《おく》高校〔新良田教室〕に行くためにね、列車が停まったりだとか列車の入れ換えなんかしたときやなんか、列車からぜんぶ消毒して、住民に対して見せしめみたいなことをやってきたんやろ。あれを見たらな、やっぱり、ハンセンが恐ろしい病気で、感染力が強いから、おかみはあんなことをするんだ、と。おかみがあんなことをするのは訳があるんだちゅなことでな、恐怖心を煽っていったのは、国であるんとちがうんか、って言ってな。それ、戦前だったらともかく、戦後にもそういったことが何回も行われておるんだよ、ってことをな。ほんまに恐怖心を煽っておった。

だから、「らい予防法」が廃止になるまで、けっきょく、裏のほうでは、「無癩県運動」がずっと続けられておったんとちがうのか、というのが、わしの考え方ですねん。そういった捉え方をすれば、すべて納得できる。森元美代治さんの本でも書いてあるように、〔予防法闘争のときに〕自分たちが国会議事堂に入ったら、後ろのほうで、消毒してまわったというようなことも書いてあった。やっぱり、そういったことはね、見せしめでやっておったんとちがうか。それだけ大きな、強い伝染力を持つと。けっきょく、SARSやとかコレラやなんかと同じ取扱いをしてきた。法律ではそういったことになっておるけれどもな、それを正々堂々とやってきたということ。とにかく、軽快退所基準で社会復帰を円滑にしてくれと、〔厚生省の〕公衆衛生局長が通知したかもしらんけれどもな、やっぱり、そんなことをしておったら、受け皿がなくなるやんけ。ハンセン病患者ということがわかればな、地域から除外されていく。

〔平成一五年の七月二四日、県職員を殴って、逮捕された。〕もう、いいわ、と思ってな。〔警官の取り調べは〕たいしたことなかったな。わしも、もう、どうでもいいと思って、やったんやからな。どんな事情だったか、警官にはぜんぶ話しました。こういった事情があると。〔しかし〕裁判の上ではまったく出なかった。警察に訴えたことがな。第一審ではね、ハンセンのことは、一言も裁判の上では出てません。一審は、裁判官そのものが〔ハンセン病問題を〕わかってなかった。〔国選の〕弁護士にもあれしたけど、弁護士、「忙しいから」ちゅなこと言って、なかなか来よらへんやんけ。なんか、鳥取県の弁護士会長をやっとるちゅう。あとで聞いた話やったけどな、「〔担当しているのが〕二〇〇件もあって、なかなか、そんな……」ちゅなこと言って。〔その国選弁護人とは、一審のときに〕一回しか会うてない。

裁判で言いたかったのは、平成三年から母親を連れて〔保健所に〕相談に行っとるのにもかかわらずな、なんでこれだけ、ずるずるずるして、結果の果てに、「〔県庁に〕ハンセン病の相談場所があるから」と言って、県庁に行ったねんけれども、そんときはもうすでに「らい予防法」は廃止になっとってな、「昔はこういったように指導しておりました」と言って、厚生省事務次官通知を見してくれたからといってな、そんなもの、なんの値打ちがあるんだ、と。あのとき、なんかガチャガチャするんだったら、前に保健所で、わしの担当で、話を聞いたひと、ね、相談しに行っとんのにもかかわらず、そういった〔まともな対応をしなかった〕三人を、もう吊るし上げに遭わしてしまうぞと、だいぶん、わしも怒ったんですよ。こんなもの、もう〔「らい予防法」が〕廃止になれば、事務次官通知やとかそういったものも、ぜんぶ廃止になるんとちがうんかぁ、と。

だいいちね、話し相手もおらん。自分が孤立しつくされておったから、つねに、ずうっとね。話も、そうやって、中途半端に……。こちらのほうが〔仕事を〕休んで行っとんのにもかかわらずな、なんで、そんなこと、わかってくれんのか、という疑問は、つねに〔抱いてました〕。

〔平成一五年に事件を起こすまで〕わし、〔仕事を〕休んで、〔県庁まで〕毎日行きよったから。一〇年間、行きっぱなしだったんですよ。そのかんに使ったカネが、生活費も含めてやねんけど、二〇〇〇万使った。貯金ぜんぶはたいちゃった。ガソリン代、ほとんどでな。毎日、県庁へ行きよった。だから、ひとをダラスするんかと思って。〔ハンセン病は〕家族会とか遺族会がないからな、これだけバカにするのか、というのも、強かったな。県庁に行っても、おなじことの繰り返しでな。人事異動、替わるたびに、同じ説明をせにゃいかん。「ちゃんと引き継ぎをしておるから」って言って、名目上は言うけれども、まったく引き継ぎはされておらん。書類をちょっと渡したぐらいでな。

それから、これだけは話しておかないかんけどな、うちの親戚のKという家ね。父親の妹であり、うちのおふくろの従姉妹〔が嫁いだ家〕。その家が、いちばん被害にあったなぁ。いろんなかたちで、うちのおふくろの話が出て、〔その子どもの〕縁談も破談になった。ようやく結婚して、子どもも一人おったということやねんけれども、まだ、相当に若かった、昭和四〇年代にな、首吊って死んだと。やっぱりな、つらい思いをしてきておるんだから。その妹も、何回も何回も、うちのおふくろの話が出て、破談になって、わしが墓参りに行ったときに、大泣きをしておった現場も見てますしな。やっぱり、そのK家がいちばん大きな被害があったな。うちらの場合、外へ出てしまったから、そこまでもいってぇへんけどもね。やっぱり、〔おふくろが〕あれぐらいの〔後遺〕障害をもって、〔大阪へ〕出て行った。その姿をみんなが見ておるからな、誤魔化しきかんですよ。たとえ「多発性神経炎」「紅斑性ケロイド」、そういった病名をもらったからといってな。

〔大竹章の〕『無菌地帯』〔を読んだのは〕やっぱり、平成一〇年ぐらいだったと思うんやけどね。「らい予防法」廃止になってからやな。廃止になるまでは、そんなに本も出てなかったからな。〔その本で、山梨の一家心中の事件を知って〕あれは、また、わし、正しいと思いますよ。将来を悲観してな、一家が心中した。「らい予防法」がこれだけ長いあいだ続いたということは、それが正しいということになってしまいますよ。ほかにもう、生きようがない。そのひとたちもな、これまでずっと、「無癩県運動」に参加して、ね、ハンセン病を出した家がどんな結果が生まれてきておるんか見ておるんだからな。自分たちも、そういった屈辱というものを味わうのが、嫌だったとちがいます。それならば、みんなで毒薬を飲んで死のうじゃないかというような話が生まれてきたとしても、不思議ではないし、ここには、涙のひとつも流れてへんですよ。ほんとうに、人間、悲しかったらな、涙も出えへんという。一気に、みなが腹をくくって、飲んだものであってな。悲しいからとかそんなことでな、泣いたというようなことは、わし、なかったと思いますよ。張本人は、ハンセン病〔かどうか〕調べに行って、酒飲んで、次の日に帰ったのかな。そしたら、みんな死んでおったと、いうようなことを書いてあったけどな。〔昭和三〇年代だったと思うんやけど〕熊本での〔ハンセン病にかかった父親を〕猟銃〔で殺して自分も死んだ〕事件にしたって、そうだがな(10)。やっぱり、将来を悲観して、結局は、そこまでな、屈辱なめに遭いとうないから、そちらのほうを選んだというのもな、これは正解だったとちがうの、って。〔平成八年になってやっと〕「らい予防法」が廃止になったということはな、そういった選択をしたひとの思いがな、わかりますよね。

〔そして〕「らい予防法」が廃止になっても、まったく癒されておらない人たちがかなりおるということは事実。わしもそうであるようにね。ほんとに、じゃあ、癒されたかっていうたら、わしは、癒されておらんと思うんです。療養所に入所しておる人は、まだいいけども、〔社会に〕残された人というのは、偏見と差別の風雨のなかにおるだけぇね。それで自殺した人もおればね、気が狂った人もおる。そちらの被害のほうが、わしは、何十倍も大きいと思ってます。ほんとに、そこんところをな、わからないかん。わからんというほうが、どうかしとるわ。

10 二〇〇九年一〇月に、TMに本稿の公表許可を得るために電話をかけたときの口頭での説明を角カッコ［ ］内に補った。TMは、なにかの本で読んだと言われるが、この事件についてわたしたちはまだ確認できていない。ただ、一〇月五日付の手紙で、TMは、『全患協ニュース』第六三〇号の「主張」を引用したある本の一頁のコピーを同封してこられた。
「長島架橋ルート決定」と報じた『全患協ニュース』一九八三（昭和五八）年七月一五日号は同じ紙面に「今も残る偏見の悲劇」と題して「主張」を掲げた。

即ち「秋田県で、若い母親が子どもの軽い皮膚病をハンセン病と思い込み、二児を絞殺したあと自分も自殺（未遂）を図るという痛ましい事件があったのは昭和五六年暮れのこと」「こんどは、今年〔一九八三年〕一月、香川県において「自分も娘もハンセン病にかかっていると思いこんだ母親（三六歳）が、小学三年の娘のふとんの中にガスを出しっ放しにして死なせ、自分も意識を失ったが夫に見つかり命をとりとめた」という事件がありました」として「偏見は、国民の融和と社会発展にとって有害です。政府は、強制隔離政策に費やした何倍もの費用と労力を払ってでも、ハンセン病に対する偏見除去に努力する責任があります」というもの。（大竹章『無菌地帯』草土文化、一九九六年、三四五頁）

そして、ＴＭは手紙にこう書いている。

秋田、香川のお母さんも、相談する所もなく、町の薬局店でカナマイシンナンコウといった様な抗生物質のナンコウを子供さんに付けてやったと思います。それが数ヶ月にもなって〔あれこれ〕考えるようになると、変な方にばかり考えたと思います。

〔ハンセン病療養所から〕社会に出た人は大変な事なんです。昭和三〇年代、三五〇〇名の社会復帰者、その他未登録患者三一〇〇名。六六〇〇名もの患者が社会にいる。これに対して法改正がいったのです。不安な生活が続いたのです。〔みんな〕この人たちのことをほとんど考えていない。又、その家族、親戚の方々も大変な一生をおえている。

私どもの事でも相談する所もない。役所が人事異動でかわるたびに、同じことを説明せんといかんのか。そして又、ノイローゼにしたりして、こんどは何をして貰いたいのか……と言ってもめている。

語りを読み解く——「らい予防法」体制による被害の実相

語りを読み解く二つの原則

《ある非入所者家族のライフストーリー》として再現してきたTMの語りを、どのように読み解くか。読み解きの指針として、わたしたちは二つの原則をみずからに確認しておきたいと思う。ひとつは、《方法としての共感的理解》である。わたしたちは、「聞き取り」を行う際、語り手が、幼い頃から現在に至るまで、どんな体験をしてきたか、そのつどどんな思いをしてきたかを、基本的に語り手の人生を辿るかたちで聞いていく。聞き終わったときに、なるほど、そういう体験を積み重ねてきたら、わたしも、いま、語り手とおなじような考え方になっているだろうな、と思えることがある。すべての聞き取りがそのような思いをもたらすものではないけれども、そのような《共感的理解》に到達することができたとき、ああ、今回の聞き取りはきちんとできたなぁと思える。——ここでは、読み取りの場面においても、TMが語りを通して表明してきた考えを、いわば冷たく突き放して評価するのではなく、《共感的に受け止めていく》ことをみずからの方法として自覚的に採用したい。

いまひとつは、長年、さまざまなマイノリティ問題にかかわってくるなかで、実践的な場面において学んできたことのひとつであるが、《されるを責めず》の原則を貫きたいということである。《されるを責めず》とは、差別される側の立場に置かれたひとが、被差別の状況を生き抜くことを通してみずから作り上げてきた状況認識や、選び取ってきた行動指針が、仮に一般的に妥当であり正当であるとされる状況認識や行動指針からずれたものであっても、そのことでもって「差別される側に置かれてきた当人」を批判の対象とはしないで、少なくともいったんは受容したうえで、人間的なかかわりを展開していきたいとする考え方である。

入所を望ませさえする《抑圧・排除の力》

この二つの原則を踏まえて、まず第一に考察の対象としたいのは、語り手のＴＭが、〝母親をハンセン病療養所に入所させないで、阪大病院の外来治療への通院を支えてきたことは、間違いだった。むしろ、母親をハンセン病療養所に入所させていたほうが、母の晩年は幸せだったのではないか〟と主張している点である。――ＴＭのこの語りを容易には受け入れがたいものとしているものに、「癩予防法／らい予防法」(11)にもとづく日本政府による「強制隔離政策」は、議論の余地なく誤った政策であったという、二〇〇一年五月の熊本地裁判決や「ハンセン病問題に関する検証会議」の『最終報告書』（二〇〇五年三月）などの積み重ねを通して築き上げられてきた認識がある。

とはいうものの、ハンセン病療養所の入所者たちの語りをみていくと、「療養所に入れられて、ひどいめに遭った」という語りもあれば、「療養所に入ることができて、ありがたかった」という語りもある。おなじところに収容・隔離されてきたのに、「怒りの語り」だけでなく、逆の「感謝の語り」もあるのは、なぜなのか。――非入所者家族であるTMの語りは、この問題とつながっていると、わたしたちは思う。

わたしたちが編集した『栗生楽泉園入所者証言集』から、「感謝の語り」を例示してみよう。

ある女性（一九〇九年生）は、海軍軍人の夫が発病。海軍を追われ、どこへ逃げても警察が入所勧奨にやってきた。「ふたり一緒に住めるのなら」という約束で長島愛生園に行くが、夫だけ収容され、彼女は拒否される。途方にくれているとき、楽泉園の「自由地区」を知り、家を購入して入所。「うれしかった」「夫とはここで五九年つれそいました。その幸せを思うと、すべて帳消し。不服は言わない」（『栗生楽泉園入所者証言集（上）』二七八～二九八頁）。――なるほどなと思える。

ある女性（一九二一年生）は、眉毛がとれて、「素人家では働けない」と思い、「眉毛も描け白粉《おしろい》も塗れる水商売の家で」働いた。しかし、「眉毛のないのは、いい病気じゃないよ」と客に見咎められるたびに、働き先を転々とした。社会の中にはどこにも「居場所がなかった」。楽泉園の存在を知ったとき、自分から飛んで来た（『栗生楽泉園入所者証言集（中）』一六二～一八二頁）。――なるほどなと思える。

また、未発表の聞き取り事例だが、松丘保養園に入所していた滝田十和男さん（一九二四年生）は、子どもの頃、発病したことがムラじゅうに知れわたり、近所の子どもたちから石を投げられたばかりか、井戸に土砂を投げ込まれて使えなくされたという。彼は、療養所に入所したとき、「正直、ホッとしたんですよ」と心情を語った。――なるほどなと思える。

「療養所に入れられて、ひどいめに遭った」という語りと、「療養所に入ることができて、ありがたかった」という語りを、別個の対立する語りとして読むのではなく、むすびつけて読み取るとき、つぎのことがわかる。「隔離政策」のもと、ハンセン病を病んだひとに作用した社会的制度的な力は、当人の意思にかかわまず強制的に療養所へと引っ張ってきて閉じ込める《収容・隔離の力》だけでなく、社会から患者の居場所を徹底的になくして、患者みずからに入所を望ませさえする《抑圧・排除の力》があったということ。この二つの力が「らい予防法」体制を形作っていたのだ。だから、「怒りの語り」と「感謝の語り」は、けっして対立するものではなく、「らい予防法」体制による被害を、主にどこで感得させられたかの違いにほかならないのだ、と。

わたしたちには、TMの語りは、一部の入所者の語る「感謝の語り」の裏返しの語りであるように思われる。一部の入所者の「感謝の語り」は、「療養所に入ることができて、ありがたかった」というも

11　わが国のハンセン病政策は、一九〇七（明治四〇）年の「明治四十年法律第十一号」の制定をもって始まる。「癩予防ニ関スル件」と呼び慣わされているこの法律は、主として「浮浪癩」の収容を企図したものであった。一九三一（昭和六）年に、すべてのハンセン病患者の強制隔離を企図する内容へと大きな法改正がなされ、このとき「癩予防法」との題名も付けられた。そして、一九五三（昭和二八）年、新たに「らい予防法」が制定されたが、その内容は強制隔離政策を維持するものであった。この「らい予防法」が廃止されたのは、やっと一九九六（平成八）年のことであった。わたしが「癩予防法／らい予防法」と記すとき、それは、この八九年間に及ぶ一続きの予防法を指している。

のであるが、その語りの背後には、入所以前に、社会のなかで、「らい予防法」体制による《抑圧・排除の力》をさんざん体験させられ、自分の居場所をなくしていたという体験が存在することが多い。TMの語りは、それと裏返しのかたちで、「母親を療養所に入れてやることができれば、よかったのに」というものである。やはりその背後には、「らい予防法」体制によって作りだされた抑圧・排除・苦労・差別の体験の積み重ねがある。

「親戚会議」の決めたこととはいえ、母親とTMは「入所勧奨」から逃れるために故郷を追われている。大阪での長屋住まいのときには、近隣住民からの露骨な差別を受けている。阪大病院での外来治療では、保険診療が適用されず経済的困窮に追いやられている。立ち戻ってきた故郷でも町の医者から「手のくされだな」という言葉を投げつけられている。そして、最後に、脳梗塞で倒れたあと入所した老人ホームでは、露骨な差別的扱いを受けた。最後のところで、問題が一挙に噴出したのだ。

母親の処遇をめぐってハンセン病療養所を訪ね始めたTMが、近年のハンセン病療養所の様子を目の当たりに見て、〝露骨な差別を受ける老人ホームよりも、同病者が集まるハンセン病療養所のほうが、母親はおだやかな老後をおくれたのではないか〟と思ったのも、ある意味では当然であろう。TM自身、語りのなかで何度も、〝問題の元凶は「らい予防法」体制にもとづく「無癩県運動」である〟と考えていることを明らかにしている。しかし、母親をひとりで支え続けてきたTMの人生のなかで、自分ひとりの力で「らい予防法」を廃止させる等の課題を達成することは、どだい不可能であった。TMに選択可能であったのは、母親を未入所のまま支え続けるか、ハンセン病療養所に入所させるかの二者択一でしかなかったことは、理解できる。前者が、晩年の母親に不遇をもたらしたのであれば、ＴＭが「入所させたほうがよかった」との結論を選んだとしても、だれも責めることはできない。

クレーマー扱いをした行政職員たち

第二に取り上げたい問題は、「らい予防法」という法律と行政職員との関係をめぐってのＴＭの語りである。この問題は、発端のところで、入り組んだ様相を示している。一族の長老ともいうべき「ＭＳのおっつぁん」が、役場の「保健課長と住民課長」を兼務していて、「無癩県運動」の推進者の立場にありながら、その立場ゆえに得られる情報を利用して、通常のひとたちにはなしえない「入所勧奨」の回避を、病気の母親を大阪へ移住させ、「大阪大学微生物病研究所らい部門」での外来診療に通院させることで、達成してしまったということがあるからである。一定の権限をもった行政職員でもある親戚の者が、「らい予防法」を無視する行動を、最初の時点で選択しているのだ。

ＴＭの行政職員への怒りは、何重にも重なっている。長兄、次兄、三兄、四兄、姉と、ＴＭのきょうだいのことごとくが病気の母親を見捨てて「逃げて」しまったことに対して、行政は母親の面倒をみるように「説得する義務」があるはず、それなのに、なにもしてこなかったという怒りがある。そして、老人ホームで母親が差別的扱いを受けるなかで、「相談」にのってもらいたかった町の相談所の職員は、「らい」という言葉を聞いただけで逃げ出したし、保健所の保健婦もただ話を聞く（ふりをする）だけで、なんらの解決策を呈示することなく、人事異動が繰り返されるたびに、ＴＭは一から説明を繰り返さなければならなかったもどかしさ。そして、きわめつけは、一九九六年三月に「らい予防法」が廃止となった一カ月後に、三人目の保健婦から、「県庁にハンセン病の相談窓口があった」と告げられたことであった。まさしく、後の祭り。そして、鳥取県庁の健康対策課に通いつめての「抗議」も、ついに、「まともな異議申し立て」とは受け取られないまま、〝クレーマー〟扱いを受け続けた。——TM自身に、「らい予防法」は悪法との認識はある。ありながらも、行政職員に「法に準拠した対応」を執拗に求めつづけたことは、前述の、〝非入所を貫くよりも、療養所に入所させたほうが母親は幸せだったにちがいない〟という劇的な転回を経ていることを前提とする限り、なるほどと納得せざるをえないものである。

「実験」だった阪大病院の外来治療

第三には、阪大病院の外来治療のありかたへの執拗な批判の問題がある。じつは、わたしたち自身、二〇〇六年一二月に、TMの話を聞いている時点では、この批判の意味を十分に理解できていたとは言いがたい。しかし、二〇〇八年秋にこのTMの語りを原稿にまとめるつもりだったのが、『栗生楽泉園入所者証言集』の編集にまるまる一年の時間をとられたことで、作業が一年遅れとなった。そのかんに、『栗生楽泉園入所者証言集』の作業のひとつとして、元栗生楽泉園副園長のハンセン病専門医・並里まさ子から、長時間にわたって話を聞く機会が得られた。並里医師の証言は、『栗生楽泉園入所者証言集』の下巻に、「最新・ハンセン病基礎講座」および「全生園と楽泉園で基本科医師として過ごして」

の二編の語りとして収録したが、これらをお読みいただければ、ハンセン病治療の時代的制約ということは勘案しながら判断する必要はあるものの、ＴＭの阪大病院批判は、けっして荒唐無稽なものではないことが理解されよう。――わたしたち自身、ＴＭの語りをまとめる作業が遅れたおかげで、あいだに、並里医師の話を聞くことができたことをたいへんラッキーだったと思っている。できるだけ語り手の語ったままを文章化することを聞き取り調査のデータ整理の原則としてはいるものの、やはり、聞き手の側が理解できていないことを、語り手の伝えようとしたままにまとめることは難しいと考えられるからである。

さらに、おなじく優れたハンセン病専門医である和泉眞蔵が、『医者の僕にハンセン病が教えてくれたこと』（シービーアール、二〇〇五年）のなかで、一九五七年、大阪市立大学医学部に入学した年に、瀬戸内海の大島青松園を訪ねたときに、「大阪大学微生物病研究所癩部門の先生方」に出会ったことに言及し、こう述べていることも追記しておこう。「私は密かに卒業後はこの教室に入ろうと決めた。結局私は阪大には行かなかったが、それは私のハンセン病専門医としての人生にとって決定的に重要な意味を持った。ずっと後になって知ったことだが、阪大のハンセン病研究室は、実験研究には熱心だったが臨床のできるハンセン病専門医を育てることや臨床医学の研究者育成には不熱心だったからである。もしそのまま阪大の門をたたいていたら、「臨床」の道をはずれて実験研究に生涯を捧げることになったかも知れない」（六～七頁）と。

終りえないハンセン病問題

以上にみてきたように、ＴＭの母親は、そしてＴＭは、まぎれもなく「らい予防法」体制の犠牲者のひとりである。ＴＭは、「単なる刑事事件」の被告として国によって裁かれただけで、「らい予防法」体制の犠牲者であることについては、いまだ、国から、あるいは行政から、なんらの謝罪も受けていない。本人の言うように、「らい予防法」が廃止となっても、いまだに癒されないまま放置されているのだ。そのことへの怒りが、この九時間に及ぶ語りを、わたしたちにむけて語らせたのだと言えよう。

2 意見書

鳥取地裁判決批判（オリジナル版）

＊

二〇一五年九月九日、鳥取地方裁判所にて、一つの判決が下された。ハンセン病に罹患しながらも、生涯、療養所に入所することのなかった母親をもつ一九四五年生まれの男性（非入所者家族）が単独で国家賠償を求めていた裁判の判決であった。この日、わたしは、植民地支配下で台湾総督府によってハンセン病患者隔離施設として造られた台北市郊外の「楽生療養院」を調査で訪れていたので、そこで判決内容を知ることとなった。

判決は、一般論としては、ハンセン病家族に固有の被害とそれに対する政府の責任を認定するものであったが、この原告個人に即しては、メチャクチャな論理とデタラメな事実認定によって、原告に被害実態なしとする不当判決であった。

じつは、この原告男性ＴＭからは、わたしは、二〇〇六年一二月に鳥取県北栄町の自宅を訪ねて、二日間にわたってライフストーリーの聞き取りをしており、埼玉大学大学院紀要『日本アジア研究』第七号（二〇一〇年）に「「らい予防法」体制下の「非入所者」家族――ハンセン病問題聞き取り」と題する調査ノートを寄稿している。この調査ノートは、原告代理人の手によって「甲第三〇号証」として裁判所に提出されていたこともあって、この裁判の動向にわたしはひとかたならぬ関心を寄せていた。

判決文を入手して精読したところ、長年にわたって差別問題、人権問題の研究に携わってきた社会学者として看過できない論理破綻が目についたので、批判の骨子を簡潔に述べた文書を原告代理人に送付したところ、担当弁護士から、控訴審が行われる広島高等裁判所松江支部にあらためて「意見書」として認《したた》めて提出することを求められた。

ただし、あまりにも自由奔放に書きすぎた。弁護士たちからは、このままではそもそも裁判官に読んでもらえない、とのコメントを頂戴し、話し合った結果を踏まえて、かなり大幅な書き換えを行ったうえで、二〇一六年一〇月、広島高裁松江支部に提出の運びとなった。でも、わたしとしては、原審裁判官に対する憤りの感覚、呆れ返った感じ、馬鹿にしたくさえなる思いが、そのまま溢れ出ている草稿のほうが愛着があるので、草稿に必要最小限の加筆をするに留めたものを、ここに収録する。

わたしは、社会学者として、長年にわたって、社会的マイノリティ当事者からのライフストーリーの聞き取りの研究を行ってきた。ハンセン病問題にかんしては、厚生労働省の第三者機関として設置された「ハンセン病問題に関する検証会議」の「検討会委員」に二〇〇三年四月から二〇〇五年三月まで委嘱されたことを契機に、以来、ハンセン病病歴者（入所者、退所者）やその家族、三五〇人以上に及ぶ聞き取りを実施してきた。その過程で、鳥取地裁で争われた「平成二二年（ワ）第一一〇号 国家賠償請求事件」（以下、「ハンセン病家族鳥取訴訟」（1）と記す）の原告となった男性からも、二〇〇六年一二月二二日から二三日にかけて長時間の聞き取りをしており、その語りの記録を埼玉大学大学院文化科学研究科博士後期課程紀要『日本アジア研究』第七号（二〇一〇年）に「「らい予防法」体制下の「非入所者」家族――ハンセン病問題聞き取り」と題して発表している。そのような経緯もあって、わたしは「ハンセン病家族鳥取訴訟」にひとかたならぬ関心を寄せてきた。

しかるに、二〇一五年九月九日に鳥取地方裁判所において言渡しがなされた「判決」（以下、「原判決」と記す）を仔細に検討するに、社会的差別の問題、とりわけハンセン病問題を専門的に研究してきた者の立場からして、その推論の筋道においても事実の認定においても、庶民感覚からも社会学的視点からも見過ごすことのできない間違いが目に留まったので、指摘しておきたいと考えた次第である。

この「意見書」は、「1　鳥取地裁の「判決」について」、「2　甲第七八号証「精神衛生相談票」について」、「3　甲第三〇号証「「らい予防法」体制下の「非入所者」家族」について」、「4　結語」、という構成をとる。

1　二〇一六年二月一五日、熊本地裁に「家族による「らい予防法」違憲国家賠償請求訴訟」が原告五九名によって第一次提訴された。こちらは「ハンセン病家族集団訴訟」と記すことにする。三月二九日に第二次提訴が予定されていたところ、三月一二日深夜、「ハンセン病市民学会」の会議出席のため大阪に出張中の、わたしの共同研究者・黒坂愛衣からメールがあり、「〔「らい予防法」違憲国賠訴訟西日本弁護団共同代表の〕徳田〔靖之〕先生によると、なんと原告は五〇〇人を超えたそうです」とのことであった。実際、NHK NEWS WEB（2016.3.29）は、「ハンセン病元患者家族ら五〇〇人余　新たに提訴」の見出しのもと、以下のように伝えた。

ハンセン病の患者に対する誤った隔離政策で家族も差別され、深刻な被害を受けたなどとして、新たに全国の元患者の家族五〇〇人余りが国に損害賠償などを求める訴えを熊本地方裁判所に起こしました。

訴えを起こしたのは、全国の二〇代から九〇代のハンセン病の元患者の家族、合わせて五〇九人です。訴えによりますと、国の誤った隔離政策によって家族も差別され、患者の家族であることを隠して生活しなければならないなど深刻な被害を受けたにもかかわらず、国は必要な対策を講じてこなかったとして、一人につき五〇〇万円の損害賠償と新聞への謝罪広告の掲載などを求めています。元患者の家族による提訴は先月に続いて二回目で、原告の数は合わせて五六八人になりました。

姉が患者だった高知県の井土一徳さんは「私たち家族は何も悪いことをしていないのにどうして差別されてしまうのか。自分の思いを今伝えなければ、生きているうちに伝える機会はないと思い提訴に加わった」と話しています。両親が患者だった沖縄県の奥平光子さんは「ハンセン病の差別は、まだまだ身近な問題だという現状を知ってほしい」と話しています。弁護団の徳田靖之共同代表は「短い期間に五〇〇人以上が声を上げたことに驚いている。中には家族の誰にも言わず参加した原告もおり、ハンセン病の患者たちの受けてきた差別という社会の責任について問い直す裁判にしたい」と話しています。

一方、厚生労働省は「訴状が届いていないので今の段階でのコメントは差し控えたい」としています。

1――鳥取地裁の「判決」について

原判決は、次のように言う。

　人々が、隔離政策の実施及びハンセン病の家庭内感染の強調の影響により、ハンセン病患者の子は、潜在的なハンセン病感染者であり、地域社会に脅威をもたらす危険な存在であるという偏見や差別意識を植え付けられたことにより、ハンセン病患者の子は、社会から偏見・差別を受け得る地位に置かれることになった。そのため、ハンセン病患者の子は、地域社会において偏見・差別を受けることを避けるために、ハンセン病患者の子であることを隠しながら生活を送ることを強いられることになり、それによる生活上の様々な不利益を被ったといえる。一般論としては、このことを否定することはできないと考える。

　しかしながら、この生活上の不利益は、あくまでも、ハンセン病患者の子が、自らはハンセン病患者の子であるということを認識することによって生じるものである。この認識を欠いたハンセン病患者の子が、自らの出自をあえて隠しつつ、その精神的な負担のもとで生活するという事態は想

定し難い。（「判決」八九〜九〇頁）

原審裁判官は、「生活上の不利益は、あくまでも、ハンセン病患者の子が、自らはハンセン病患者の子であるということを認識することによって生じるものである」と言う。この言説を、より広く差別というものに一般化すれば、「差別の被害は、あくまでも、被差別当事者が、自らは被差別の立場にあるということを認識することによって生じるものである」となる。はたして、このような命題が正しいと言えるであろうか？

差別の対象とされるかどうかは被差別当事者の自覚を要件とはしない

わたしのような差別問題を専門的に研究してきた者の視点からすると、基本的に、「社会的差別」の問題は、被差別当事者の自己認識を要件としない、ということが大前提である。これは、「差別する者」がいてこそ、「被差別者」という社会的カテゴリーが構成されるものだという、差別問題の大原則にかかわることである。

社会におけるマジョリティ／マイノリティ関係を背景にして生ずる「遠ざけ」（忌避、排除）および／もしくは「見下し」（侮蔑、賤視）の意識、態度、表現、行為、そして、その帰結としての社会的格差のある生活実態を、社会的差別という。差別される側は、なんらかのある属性に対して、それがスティグマをなすものとして意味づけられ、有徴化されることによって、ひとつのカテゴリーとして構成される。(『現代社会学事典』弘文堂、二〇一二年)

これは、わたしが『現代社会学事典』に執筆した「差別」の定義である。いま少し説明を加えれば、社会のマジョリティ集団に属する人間すべてが「差別する者」となるわけではない。しかしながら、「マジョリティ/マイノリティ関係」としての社会的差別が存立しているとき、マジョリティ集団のなかの幾ばくかの人間は、カテゴリー化された一定のマイノリティ集団に属する誰かれに対して、差別的態度をとる。その場合、被差別の立場のAならAという人間の、人柄、人となりをよくよく認識したうえで、自分とは相性が合わないものとして排除するわけではない。そうではなくて、AならAという人間が特定の「カテゴリー」に属するからというだけの理由によって、排除したり蔑視するのである。したがって、偏見・差別が実際に発動するかどうかは、ひとえに、マジョリティ集団の側が、AならAという人間が被差別集団としての一定の「カテゴリー」に属すると見做すかどうかにかかっているのである(ときには、誤認であっても、差別的行為は発動されてしまう)。

僭越ながら、「カテゴリー」による排除をわかりやすく説明していると思われる、これまた、わたし自身が執筆した別の事典論文からの一節を示そう。

G・W・オルポートは『偏見の心理』の冒頭で、ある調査結果を紹介している。第二次大戦後、カナダの一社会学者が各地の保養地のホテルに対して、一通はユダヤ人とわかる名前で、もう一通は一般的な白人の名前で、宿泊申込みの手紙を出した。後者の予約成立が九三％に対して、前者は三六％にすぎなかった。ここには一般的白人に対する「ユダヤ人」という「カテゴリー」による拒否という差別がある。その差別行為の背後には、何らかの意識の状態があると考え、オルポートはそれに「偏見（prejudice）」の語をあてた。（「差別」『社会調査事典』丸善出版、二〇一四年）

この限り、AならAという人間が偏見にみちたまなざしを受けたり、差別の対象として忌避されるかどうかは、AならAという人間が自分が置かれたそのような立場を自覚しているか否かとは、かかわりないのである。わたしがこれまでに調査研究してきた「被差別部落出身者」にしても、「在日コリアン」にしても、一定の年齢に達するまで、自分が「部落出身」であるとか「日本人でない」とか知らないでいるケースが多々あった。自己認識がないあいだは、被差別の状況に置かれないなどということは、まったくない。被差別の状況に置かれるかどうかは、周りのマジョリティの側が、彼もしくは彼女が「部落」なり「在日」だと見做しているかどうかにかかっているのである。

具体的事例を示そう。

静岡県のある被差別部落の話ですが、明治五年のいわゆる「壬申戸籍」を作るさいに、本村の村長が、「旧穢多」とか「新平民」といった差別記載は一切しない、という措置をとりました。他の多くのところでは、このとき、前年の明治四年にいわゆる「賤民解放令」が出されていて、法制上の身分差別は廃止されていたはずですが、そういう差別記載を戸籍に書きつけた。そこから、「新平民」という言葉が、やはり差別語として人びとのあいだに流布してしまったわけですが、そこの村長さんは、そういうことはしなかった。

きっと、その村長さんは〝いい人〟だったのだろう、と思います。しかし、それとひきかえに、〝今後、解放運動は一切しない。村長さんに迷惑をかけるようなことはしない〟という誓いを、部落の人たちはとりかわしました。以来百年以上にわたって、その取り決めが、その被差別部落のなかに言い伝えられてきている、そういう部落があります。

ですから、親御さんたちも、なかなか子どもたちに部落問題を教えようとしない。若い世代には、自分が被差別部落の生まれだということを知らない者も多いそうです。（中略）

部落の人たちが百年以上ものあいだ、〝そっとしてきた〟わけですから、では、差別はなくなったか？　残念ながら、否です。

こういう現実があります。戦後生まれの青年から聞いた話です。

彼は、その部落からはじめて大学まで行った青年ですが、高校はいわゆる進学校に汽車で通った。そこでガールフレンドができた。彼女の家に遊びに行って、尋ねられるがままに、相手の親に地名と苗字をつげたとたんに、追い返された。彼には、まったく、わけのわからぬ不条理の体験だったわけです。

大学入学の時点で、彼は親から部落出身を教えられる。そのとたん、小さいときから、わけのわからないまま受けてきた様々なしうち、嫌な思い、悔しい思いをした体験――たとえば、小学校低学年のとき、学年末に成績優秀の賞状をもらうのに、女の先生が、彼をいちばん最後にまわし、しかも、〝きみには、ほんとうは、やりたくないのだけれど〟というおまけの言葉つきであったこと、そのため、家まで泣きながら帰ったこと、〔あるいは、床屋に行くと、自分とおなじ部落の子どもたちだけが床屋の主人に邪険に扱われていたこと――引用者による加筆〕等々が、じつは部落差別を受けてきたものだということが、一気に了解された、といいます。(福岡安則『現代社会の差別意識』明石書店、一九八五年、一〇四～一〇五頁)(2)

2 若干の補註をしておけば、この静岡県下の被差別部落では、長年にわたって部落ぐるみで〝そっとしてきた〟(＝差別に対抗する抗議運動などをいっさいしてこなかった)なかで、子どもたちには部落出身であることを教えないできた。しかし、マジョリティたる部落外の側では、一定の住所と名字を指標に、部落出身との自己認識をまったく欠く子どもたちをも含めて「部落というカテゴリー」に属する者というラベル貼りを、途絶えることなく行い続けてきたということである。なお、わたしは一九四七年生まれ。ここに登場する「青年」は、一九四八年生まれで、わたしが通学していた静岡県立浜松北高等学校の一学年後輩にあたる。彼から話を聞いたのは一九八〇年頃で、わたしたちはともに三〇代前半であった。ゆえに「青年」と表記している。

繰り返そう。ＡならＡという人間が偏見にみちたまなざしを受けたり、差別の対象として忌避されるかどうかは、彼もしくは彼女が自分が置かれた立場を自覚しているか否かとは、かかわりないのである。自己の立場を自覚しているかどうかは、そのような差別にいかに対処していくか（闘うか、隠すか、逃げるか）を決めるに際して、おおいにかかわるにすぎないのである。

その意味で、原審裁判官が、「差別」の被害を、「自らの立場の認識」を大前提としつつ、「隠す」ことによる「精神的な負担」に限ってしまったのは、差別がいかなるものかということについての基本的理解を欠くものと言わざるをえない。

偏見差別の被害は「精神的な負担」に限定されない

いま一点、原判決が「差別」の被害を「精神的な負担」に限定してしまっている点も、偏見差別がいかなるものかという理解において、きわめて不十分であると言わざるをえない。

わたしの共同研究者の黒坂愛衣は、「ハンセン病問題に関する検証会議」の、ハンセン病家族を対象とした被害実態聞き取り調査に調査補助員としてかかわり、『ハンセン病問題に関する検証会議最終報告書』の別冊『ハンセン病問題に関する被害実態調査報告』（二〇〇五年）での自らの記述をもとに、『れんげ草』第七号（二〇〇八年）(3)に「ハンセン病《家族・遺族》の声を聞く」という論考をまとめているが、そこで黒坂は、「「隠して生きていく」しんどさ」「「差別を受けた」《家族》自身が、肉親を

「差別する」」「肉親を奪われ続ける」という精神面、意識面での受苦を析出するとともに、「差別を受ける①——生活そのものが脅かされる」「差別を受ける②——学業を脅かされる」「差別を受ける③——就業を脅かされる」「差別を受ける④——結婚／結婚生活が脅かされる」という客観的な生活諸局面での被害をも摘出している。学校・仕事・結婚というのは、ひとが生きていくうえで根幹をなすものであるが、偏見差別はそのような生活の条件そのものを台無しにする。そして、ときに、生きていくこと自体が困難な状況に、被差別当事者を追い込むことがありうるのだ。

偏見差別を論ずるとき、意識的・精神的側面のみならず、そのような客観的な生活諸条件における被害に対しても、十全な目配りを欠いてはならないのである。

控訴人親子をとりまく周りの人間たちのまなざし

さきに、差別の対象とされるかどうかは被差別当事者の自覚を要件とはしないことを述べた。ここから言えることは、本件をめぐって大事な点は、控訴人が、亡母がハンセン病罹患者であり、自分もハンセン病家族として差別を受けるおそれのある立場に置かれていると知っていたか知らなかったかではな

3 『れんげ草』は「れんげ草の会（ハンセン病遺族・家族の会）＆ハンセン病市民学会家族部会」の機関誌。「れんげ草の会」のホームページで第七号を読むことができる。

い、ということである。亡母や控訴人たちをとりまく周りの人間たちが、亡母がハンセン病に罹患したとの疑いを持っていたかどうかこそが、大事な点である。

原判決の「認定事実」によれば、「昭和三一年ころになると、亡母らが生活していた〔鳥取県〕関金町の家の周囲では、亡母がハンセン病に罹患したという噂が立ち始めた」。「鳥取県倉吉市の生田という集落の家に嫁ぐため、生田の家で生活していた二女は、同月〔＝昭和三一年四月〕ころ、亡母がハンセン病に罹患したという噂が立ったことから、関金町の家に戻された」（「判決」七六頁）。――関金町のT家を取り巻く人たちのあいだでは、「亡母がハンセン病に罹患したという噂」が広まっていたことが確認できる。これだけで、「らい予防法」にもとづく「強制隔離政策」と官民一体となった「無癩県運動」が渦巻いていた当時にあっては、T家が、鳥取県の関金町での安寧な暮らしの保障が奪われたことは確かだと言うことができる。

予断と偏見をつくりだすのは、〝事実〟とは限らない。真偽不明の〝噂〟だけで十分である。この「意見書」の想を練っていたときに、たまたま、『朝日新聞』二〇一六年二月六日の「天声人語」の次の一文と出逢った。

〈いくつもの人のこころを経由してうつくしからぬ噂《うわさ》とどきぬ〉。歌人松村正直さんの歌〔だ〕。（中略）「理性、判断力はゆっくりと歩いてくるが、偏見は群れをなして走ってくる」。古人の言葉を、今こそかみしめる時だろう。

「理性、判断力はゆっくりと歩いてくるが、偏見は群れをなして走ってくる」という箴言は、フランスの啓蒙思想家、ジャン・ジャック・ルソーが『エミール』（上・中・下、岩波文庫、一九六二〜一九六五年）のなかで書き記した名言である。――他者に対する予断と偏見を構成するネガティヴ情報は、あっという間に広まる。そして、いったん広まると、しつこく根をはって、いつまでも消えることはない。長年、差別問題を研究してきて、つねづね、わたしはそのように思っていたが、ルソーもそう考えていたのかと、感慨深いものがある。

そして、「亡母は、昭和三四年までに、手の指が曲がったり、火傷により手の指先を失ったりしていた」（「判決」七六頁）のであり、大阪市西淀川区出来島町の四軒長屋に移り住もうと、一九六七（昭和四二）年以降、控訴人の次兄の居住地であった鳥取県大栄町(4)由良宿に移り住もうと、亡母はひとの目につく箇所にハンセン病に由来する後遺障害（＝曲がった指、指を失った手、等）をもっていたのであるから、周囲からの「らい」患者へのまなざしから自由でありえたとは考えられない。

4　なお、大栄町は、二〇〇五年に北条町と合併して、現在では北栄町となっている。

置かれた立場の自己認識の欠如という事実認定は誤認

以上を押さえた上で、控訴人を含むT家の者たちが「亡母がハンセン病に罹ったこと」を自覚していなかったかのごとく認定した原判決は誤っていることをみていこう。

「らい」であっても診断を下さなかった医師たち

原判決の「認定事実」によれば、「亡母は、昭和三四年までに、手の指が曲がったり、火傷により手の指先を失ったりしていた。そこで、亡母は、昭和三四年一月ころ、岡山大学医学部三朝分院及び鳥取赤十字病院の皮膚科を受診したところ、亡母の症状はハンセン病に似ていると診断された」。「亡母の家族及び親戚は、この岡山大学医学部三朝分院及び鳥取赤十字病院の診断を聞いて困惑し、長男が、長男の妻と子を連れて、関金町の家から出て行った」（「判決」七六頁）。「その後、亡母の家族及び親戚は、亡母の叔父であるMSを中心として、毎日のように、亡母の今後について話し合った」。「その結果、亡母の家族及び親戚は、昭和三四年三月ころ、亡母が関金町の家から直接療養所に収容されることになると、周囲で大きな噂になり、T家の者が周囲から激しい偏見・差別にさらされることになることから、そのような事態が生じることを避けるため、亡母を大阪に住んでいる亡母の妹の家に転居させ、亡母に大阪の病院で診察を受けさせた上で、亡母の疾患がハンセン病であると診断された場合には、亡母を大阪から療養所に入所させることを決めた」（「判決」七七頁）。

ここまでの「認定事実」に即する限り、「亡母の家族及び親戚」の者たちが、「岡山大学医学部三朝分院及び鳥取赤十字病院の皮膚科」の診断を根拠に、亡母が「ハンセン病に罹患した」ことを前提として、思考し行動していることが読み取れる。原審裁判官は、このあと、亡母も亡母の家族も親戚も〝亡母がハンセン病には罹っていなかったと信じた〟かに「認定事実」を覆すために、そのための伏線として「ハンセン病に似ていると診断された」とか「亡母の疾患がハンセン病であると診断された場合には」といった紛らわしい文言を挿入しているが、「岡山大学医学部三朝分院」も「鳥取赤十字病院の皮膚科」も亡母の病いを当時の表現でいえば「らい」と診断したことは疑う余地がない(5)。原判決は「鳥取赤十字病院の皮膚科の担当医が、亡母の疾病をハンセン病であると診断したのであれば、被告県は、当該医師の通知によって、亡母がハンセン病患者であると認識したと考えられるにもかかわらず、本件においては、被告県が、亡母がハンセン病患者であると認識したことを認めるに足りる証拠はない」（「判決」七六頁）と述べることで、「鳥取赤十字病院の皮膚科の担当医」から県知事への届は出されなかったとの判断を示しており、さらには、届がなかったのは「鳥取赤十字病院の皮膚科の担当医」が亡母がハンセン病に罹っていると断定したわけではないかのニュアンスを醸している(6)。

しかし、わたしが実施してきた多くのハンセン病元患者からの聞き取りによれば、「強制隔離政策」下にあっては、医師は「らい」の診断を下すことに伴うさまざまな面倒を嫌がり、知覚麻痺の検査をした上でさえ、「なんの病気かわからない。ほかに行ってくれ」とのたらい回しが横行していたのであり、また、口頭では「らい」の診断を患者やその家族に伝えながらも、県知事への届はあえて出さなかったケースが多々あったのである(7)。このような事情を、原審裁判官は理解していない。――原判決は、「ハンセン病に対する法制の変遷等」「ハンセン病の病型分類と症状の特徴」「我が国のハンセン病政策とその変遷」については、〝当職はこんなにハンセン病問題については勉強したのだ〟と誇るかのように、かなりの紙幅（三九頁分）を費やしているが、こと「ハンセン病患者等に対する偏見・差別の実相とその評価」にかんしては、わずかな紙幅（六頁分）を充てているにすぎない。総じて、原審裁判官のハンセン病問題にかんする理解は、法制的・政策的・医学的側面に限定され、ハンセン病罹患者やその家族が直面した被害の実態的側面については、知見を広め、深めようとした努力の跡が見られず、いわゆる観念的な理解の域に留まっていたと評するしかない。

5　「らい予防法」にもとづく「強制隔離政策」下においては、医師が患者もしくは患者家族に対して、「ハンセン病に似ている」などといった紛らわしい診断を下したり、そのようなどっちつかずの告知をすることはありえない。

「らい」の「患者」もしくは「患者の疑」と診断すれば、「らい予防法」の規定により、医師は県知事に対しての届出の義務が生ずる。それを回避しようとする場合には、「ハンセン病に似ている」などと曖昧な表現ではなく、「わからない」から「他の医療機関へ行け」となる。確証なしに、「ハンセン病に似ている」などと告知すれば、患者および家族を混乱に陥れることになるのであり、よほど嗜虐趣味の強い医者以外、そのようなことをするとは考えられない。

というのも、一九五一年には、長男がハンセン病と診断されたことで一家九人の心中事件も起きていた。「無癩県運動」の渦中にあった一九五一（昭和二六）年一月二七日深夜、山梨県北巨摩郡多麻村でハンセン病患者の一家心中事件が発生し、二九日の朝、遺体が発見された。事件を報道した一月三〇日付『山梨日日新聞』によれば、この一家は、二七日、二三歳の長男が県立病院でハンセン病と診断され、その日の夕方には村役場から家中を消毒すると通告されていた。結果、それを苦に、両親と兄弟姉妹合わせて一家九人が青酸カリにより服毒自殺したのである。父親が社会に宛てた遺書には「国家は社会はそうした悲しみに泣く家庭を守る道は無いでせうか」と書かれてあった。（『ハンセン病問題に関する検証会議最終報告書』二〇〇五年、一八二頁）

この出来事は、国会でも取り上げられた大きな社会的事件であった。ハンセン病の「宣告」はこれほどの衝撃を、本人とその家族に与えるものであることを、岡山大学医学部三朝分院や鳥取赤十字病院といった鳥取県下の基幹病院でハンセン病の診断に当たる医師たちが知っていないはずはない。そうであればこそ、軽々に、「ハンセン病に似ている」などと、ハンセン病であるかないか不確かな診断を告知することはありえないと考えられるのである。

6　ここで、原審裁判官は、医師が患者をハンセン病と「診断」したのであれば、法律の規定に従って、県当局に「通知」しているはずであり、「通知」がなかったということは、医師はハンセン病とは「診断」していなかったはず、と単線的な推論を行っているが、一九五九（昭和三四）年四月二八日に診察をした「大阪大学医学部附属病院皮膚科」の医師も、亡母をハンセン病と診断し、げんにその治療を始めていながら、その時点では大阪府当局に「届出」をしていないという事実がある。原審裁判官の推論は、あらゆる証拠に目配りをした、行き届いた判断とは言い難い。

7　場合によっては、医院自体が「らい」患者が立ち回ったとの理由により「消毒」を余儀なくされることさえあったという。実際、「らい予防法」は、第八条で「汚染場所の消毒」を、第九条で「物件の消毒廃棄等」を定めているが、その条文は「都道府県知事は、らいを伝染させるおそれがある患者又はその死体があつた場所を管理する者又はその代理をする者に対して、消毒材料を交付してその場所を消毒すべきことを命ずることができる」「都道府県知事は、らい予防上必要があると認めるときは、らいを伝染させるおそれがある患者が使用し、又は接触した物件について、その所持者に対し、授与を制限し、若しくは禁止し、消毒材料を交付して消毒を命じ、又は消毒によりがたい場合に廃棄を命ずることができる」となっており、医療機関を例外としてはいない。それゆえ、町医者のなかには、「らい」患者を診察すれば、自分の医院も「消毒」対象に巻き込まれるのではないかと面倒がった者がいても、不思議ではなかったのである。たとえば、国立ハンセン病療養所「栗生楽泉園」の入所者、丸山多嘉男は、わたしたちの聞き取りでこう語った。

町の高安病院というところへ行って診てもらったら、「うちでは、これはなんだかって決められん。紹介状書いてやるから行ってこい」って言ったの。それで、紹介された梅田皮膚科医院へ行ったら、玄関を開けて入るなり、「うちへは、あがっちゃいかん！」って言うんだ。「あんたのことはわかったから、もういいから」って。それきり、医者のほうは縁切りになっちゃった。（谺雄二・福岡安則・黒坂愛衣編『栗生楽泉園入所者証言集（下）』創土社、二〇〇九年、一五二頁）

前者が面倒を嫌ってのたらい回しであり、後者も、じつは、「らい」患者との接触による「伝染」を恐れての拒絶ではなく、上がり込まれると、あとあと「消毒」などの手間がかかることを恐れての拒絶であったと理解される。

というのも、「らい予防法」は「らいを伝染させるおそれ」（第六条）を声高に言いつのり、「無癩県運動」

も「らい」の〝強烈な伝染力〟をキャンペーンしたけれども、医療関係者たちは「らい」の〝強力な伝染力〟というものを信じていたわけではなかった。その証拠に、大学病院などでは、新規の「らい」患者が受診してくると、教授以下、若手医師や医学生などが大勢で患者を取り囲んで「観察」することが行われていたのである。たとえば、一九五六（昭和三一）年にハンセン病を発症し、東京の「日本医科大学の淀橋病院」を受診したA（男性）が、次のように語っているのは、その一例である。

〔淀橋病院の先生は〕薬はなんにもくれないで、「いついつ来なさい」「いついつ来なさい」つって、行くと、若い先生がいっぱいいて、おかしいなぁと思って。けっきょく、ハンセン病はこうだって教えるために、二カ月ぐらい引っ張られちゃった。（福岡安則・菊池結「非入所のような、そうでないような——あるハンセン病回復者のライフストーリー」『日本アジア研究』第一三号、二〇一六年、九三～九四頁）

また、そもそも、全国に一三園が造られた国立ハンセン病療養所自体、ハンセン病が伝染力の強い危険な病気だとの認識を前提として運営されてはいなかった。当時、赤痢とか疫痢といった感染力の強い危険な伝染病に対しては、「避病院」というものが設けられ、患者は厳重に隔離されたのである。しかるに、ハンセン病療養所に隔離収容された患者たちは、たしかに社会からは隔離されたけれども、園内では隔離されていないのだ。療養所内で「隔離」されたのは、ハンセン病以外にも結核や精神病を患うことで、「結核病棟」に入れられた患者たちと「精神病棟」に入れられた患者たちだけであった。前者はまさに「うつるといけない」からであったし、後者は「ひとに害を与えるかもしれない」という観念のなせる業《わざ》であった。たとえば、国立ハンセン病療養所「栗生楽泉園」では、収容された患者たちと療養所で働く職員が一緒になって「芝居」をやっていたのである。一九四八（昭和二三）年から九年間、栗生楽泉園の事務分館の職員を勤めた外丸《とまる》八重子は、わたしたちの聞き取りにこう語っている。

〔わたしが勤めたときには、入園者の演ずる〕歌舞伎は〔もう〕なかったです。それまではあったみたいですね。女〔の入園者〕が少ないんですよね、ハンセン病療養所は。女形、〔つまり〕男の人が白塗りして、それでお芝居してたらしいんですけど、それは現代に合わないっていうんで、看護婦さんとか事務員の女の人を頼んで、それで芝居をやりました。〔木下順二の〕「赤い陣羽織」なんていうのやったの、覚えてるな。いま、多磨全生園の〔入所者自治会長をされている〕佐川〔修〕さんと。「赤い陣羽織」のお嬶《かか》をわたしがやって、あの人が〔夫役〕、二人してやったのを覚えてます。（外丸八重子「激動の時代に分館職員として勤めて」『栗生楽泉園入所者証言集（下）』二七〇頁）

〝そんなはずはない。ハンセン病療養所では、「職員地帯」（＝「無菌地帯」）と「患者地帯」（＝「有菌地帯」）を隔てる塀も作られ、看護婦はじめ職員が「患者地帯」に立ち入るときは、白装束にすっぽり身を包んでいたではないか。職員が「患者地帯」から「職員地帯」に引き上げるときには、消毒液で長靴を洗い、手も消毒したではないか〟と言うひとがいるかもしれない。だが、現実はと言えば、外丸八重子は、こう語っている。

分館の入口を入ると、そこに手洗いの〔洗面器があって〕、消毒液で洗って、水で洗って。そういう規則《あれ》だったね。戸棚に自分の白衣が入ってるから、出て行くときは、その白衣着て、それで、予防靴下っていうんだけど、長いの履いて、ゴム長履いて。で、帰ってくると消毒して、部屋へ入る。――なんか馬鹿馬鹿しかったですね。わたしは患者さんと仲良しのほうで、平気で〔入園者の〕寮舎《よそんち》へ行って、お茶ご馳走になってましたから。日曜日は「絵のモデルになって」つうから、「はいよ」つって。〔ハンド〕クリームかなんかお礼にもらったの、覚えてます。（『栗生楽泉園入所者証言集（下）』二六九～二七〇頁）

要するに、ハンセン病に対する「強制隔離政策」は、《顕教と密教の使い分け》によって推進されていたのだと言うことができる。ここで「顕教」とは、ハンセン病療養所の外の社会に暮らす人びと一般に向けて、〝らいは恐いぞ、恐いぞ〟と喧伝し、人びとを「無癩県運動」（＝「らい」患者狩り）へと動員する言説群である。そして、その系として、療養所に隔離収容した患者たちに対しても、〝自分たちは社会にとって危険な存在だから、療養所にいるしかないのだ〟との諦念を植え付ける言説群である。一方、「密教」とは、ハンセン病療養所の内部で働く職員に向けて、患者との接触程度では「らい」は感染しないことを教えつつ、そして、念のための「予防着の着用」「手の消毒」の励行を促しつつ（このこと自体は、その行為を収容された患者たちに見せつけることによって、かれらに前述の諦念を植え付けるのに不可欠の作業であった）、「らい」患者にとってもこの療養所のなかで暮らすことが幸せであり、それを手助けする職務は崇高であるという考えを抱かせる言説群である。

なぜ、このようなことが言えるのか？　国や地方自治体ができるだけ人里離れた辺鄙な土地に「癩療養所」の建設を計画したとき、地元住民による執拗な反対運動が各地で起こった。なかには、流血の惨事にまで至ったところもある。そのときの、療養所設置者側の説得の論理は、「この医師不在の村の住民の診察治療を療養所の医師が引き受ける」ということと、「療養所ができれば地元住民を雇用するので働き口が保障される」の二点であったのだ。この、後者の説得は、「顕教」の〝らいは恐いぞ、恐いぞ〟の論理では奏功しない。〝らいはそう簡単にはうつりはしないものだ〟という、いま考えれば当然の現実を示すことで、地元住民に納得してもらい、療養所で働く者の雇用の確保に努めたのだ。「密教」の教える〝らいはうつらない〟という言説は、やがて、「その証拠に、ハンセン病療養所開設以来、療養所の職員や家族でハンセン病がうつった者は一人もいない」との神話を生み、今日でも社会啓発の場面でこの神話化された表現が繰り返されている。

わたしのような社会学者は、このような全否定の命題は、たいてい眉唾ものとして信用しない。ハンセン病療養所が、ハンセン病の罹患可能性において、とくに〝危険地帯〟でないことは明らかだが、とくに〝安全地帯〃でないことも明らかだ。新たなハンセン病患者の発生がゼロになっている現代日本社会ではともかく、一昔前であれば、確率の問題として、社会全体の発症率と同等のかたちで、療養所の関係者（とくにその子ども）のあいだでもハンセン病に罹った人がいても不思議ではない。ほんの一握りであろうが、そのような人はいたはずである。――こうして、ハンセン病に対する「強制隔離政策」と「無癩県運動」は、「顕教を刷り込まれた社会の人たち」によって推進され、「密教で操られた療養所の職員たち」によって支えられたのである。

「顕教を刷り込まれた社会の人たち」の側で言えば、とりわけ、地域社会で厚い信用を勝ち得ていた人士が活躍することとなった。多磨全生園の入所者で、当事者運動の機関紙『全患協ニュース』『全療協ニュース』の記者として活躍してきた島村秀喜（筆名＝大竹章）の語りを、『ハンセン病問題に関する検証会議最終報告書』の別冊『ハンセン病問題に関する被害実態調査報告』（二〇〇五年）から紹介しよう（ちなみに、ここで「島村秀喜」の本名を出すのは、彼が二〇〇四年九月一六日にわたしの聞き取りに応じたときに、これまで「大竹章」のペンネームで他者《ひと》のことをいろいろと書いてきて、おまえ自身は自分の名前は出さないのかと言われたことがある。また、自分の本名の島村秀喜がこのままでは存在しないに等しいことになってしまうので、「わたしとしては本名を出していただいてかまわない」との意向が示されたからである）。彼は一九二五（大正一四）年静岡県生まれで（ちなみに、わたしと同郷である）、一九四四（昭和一九）年、一九歳での繰上げ徴兵検査のときに「らい」を指摘され「兵役免除」、そして「多磨全生園」に収容されている。

そのうちに〔＝徴兵検査でハンセン病と診断されてから三カ月後に〕、飯野《いいの》十造《じゅうぞう》っていう人が――飯野十造っていう人は、プロテスタントの牧師で、静岡市に其枝《そのえだ》教会っていう教会があって、そこの牧師なんですけれどもね。その牧師が、白い消毒着を着た医者をつれて、夕方来ましたね。それは、どんなかたちであれ、〔どこそこにらいの患者がいるぞという〕噂が飯野牧師のところへ集中するようなシステムになっていたんだろうって思うんですけれども。飯野牧師が、だいたいあのへん一帯、ものすごい感度のいい情報網をもっていて。で、そういう噂を聞くと、ただちに出向いていって、全生園なり、長島愛生園なり、地元の御殿場の駿河療養所なりにね、入所を勧奨し、それで入所の日が決まれば、〔自分で〕連れていくというね、そういうことを手広くやっていた人です。これはほんとに、有名な人なんですよね。最終的にはそれでもって藍綬褒章って勲章もらったほどの人ですのでね。それで、その飯野さん、白い髭をこんなに長くのばした人が来て、それで、結局、〔わたしを療養所に入れるのがよいと考えていた〕親父とは話が合致するわけね。結局、日赤で紹介状ももらってるわけだしね、「飯野さんが連れていってくれるっていうんだったら、ぜひ、渡りに船でお願いします」っていうようなね。ふつうですと、飯野さんのようなお先走りのないところではね、うちにいつまでもいて、結局、警察やなんかの手をわずらわすっていうか、強制収容されるっていうようなかたちになるんですけれども、うちは、それよりも前にね、飯野牧師によって〔ここへ〕来たんですよね。だから、うちの親父は、飯野牧師には感謝して、亡くなるまでね、季節季節の、畑、田んぼの生産物をね、「神様にあげてください」って、必ず届けて。最期まで届けて、ありがたがっていたんですけれども。

たまたま、わたしのように徴兵検査でね、村に全部わかってしまったっていうケースだからね、「渡りに船」になるんですけれども。ひた隠しにしているところへね、白い予防着を着た医者を連れて訪れると、たちまち、近所の好奇心の的になっちゃうわけですよね。で、たいへん迷惑がられて。おなじ静岡〔県〕でもね、飯野牧師にそういうふうに訪ねられて、それは掛川のほうの、もう、おじいさんで。いつごろからかはわからないけれども、左の手の指が、こっちの第四指、五指あたりがね、すこし曲がってるぐらいの人で。そういう神経らいの人はね、それはそのままで病気が固まってしまって、なんの治療をしなくってもね、そのままで一生を終わるっていうケースが多いんですよね。だけども、それがハンセンだってことを飯野牧師が嗅ぎ付けて、それで医者つれて訪問して、「入れ、入れ、入れ、入れ」って言って、結局、連れてこられるんだけれども、ほっておいたってもう、年だからね、死ぬんだと。だけど、そういうふうなかたちでね、近所中ふれまわるようなかたちになってしまったからね。残る家族だって、たいへんな差別やなんかを受けることになるし。それから、〔そのおじいさん〕本人は、〔飯野牧師が〕たまたまプロテスタントの牧師であったから、この〔＝多磨全生園の〕中のプロテスタント、秋津教会の、三角梯子のような感じの鐘楼《しょうろう》があって、「その鐘楼へぶらさがって、死んで祟《たた》ってやる」って言って、自殺したんですよ。（『ハンセン病問題に関する被害実態調査報告』一七三〜一七四頁）

一方、「密教で操られた療養所の職員たち」の側では、自分の営みが収容された患者の「自由剥奪」への加担行為になっているとは露ほども考えず、まさに「聖職者」意識による医療・看護・介護の行為が展開されていくことになる。たとえば、一九三九（昭和一四）年生まれで、定年まで栗生楽泉園で准看護婦として勤務した赤尾拓子は、わたしたちの聞き取りにこう語っている。

〔わたし自身、ハンセン病療養所内での男の患者さんの断種は〕当たり前に思ってた。子どもが育てらンないなら、産めないようにしといたほうが、〔妊娠した女の患者さんが〕堕胎するよりは、からだのためにいいかなぁ、なんて思いましたよ。だから、それを不思議に思わなかったことを、わたし、いま、深く反省してます。やっぱり、飼い慣らされたっていうか、そういうなかにいると、わからなくなっちゃうっていうかね。

わたしでさえ、子どもを育てられないのに産むのは無責任じゃないか、できた子を堕ろすと、女の人のからだに負担かかってよくないから、〔断種は〕やってあげるべきなんかな、っていう範囲で終わってるんですね。それ以上のことを考えるってことはなかったですね。わたしとしては、戦後の民主主義教育受けて、労働組合運動にもかかわってるし……（『栗生楽泉園入所者証言集（下）』三〇五頁）

註釈が長くなりすぎたかもしれない。ただ、原審裁判官があまりにハンセン病問題の実情に疎《うと》いように思われるので、ついつい記述が具体的になってしまったためである。乞う、ご寛恕。——と言いつつも、いま少し、註釈を続けたい。

話を戻せば、ハンセン病療養所で働く職員のすべてが、「密教」の教えに得心し、「顕教」的偏見から自由になっていたわけではない。外の社会で喧伝されていた〝らいは恐いぞ、恐いぞ〟という意識を内面化したまま療養所で働くようになった人は、現実に日常的に患者と接する機会があるだけに、偏見に満ちみちた差別的言辞を弄することも多かったのである。未発表の聞き取りだが、「あおばの会（東日本退所者の会）」会長の石山春平《はるへい》の配偶者の石山絹子は、私立のハンセン病療養所「神山《こうやま》復生病院」に職員として勤めていたときのことを、こう語った。

〔神山復生病院には職員が住み込む寮が〕ありました。二人部屋だったですね。わたしが入った二人部屋の同室者《ひと》は、北海道から来てたひとで、おなじ敷地内に村のひとたちが〔診てもらいに〕来る診療所《ぶんいん》があって、そっちにお勤めしてたんです、看護婦として。わたしは〔ハンセン病の患者さんたちのための〕賄い〔の仕事〕。もう、〔その同室の人が〕厳しいんですよね。〔わたしが仕事から部屋に戻ってくると〕「わたしは〔らいの〕患者さんが大嫌いだ。あんた、しっかり、手ぇ洗ってきたぁ！」って、厳しく厳しく言われました。（聞き取り日時、二〇一五年三月八日）

そうはいっても、ハンセン病療養所の入所者とそこで働く看護婦が結婚して夫婦となったケースが多いのは、事実である。たとえば、栗生楽泉園で看護婦をしていて、入所者であった中原弘が退所して社会復帰するときに彼と結婚した中原藤江からわたしたちは話を聞いているが、彼女の語りからは、ハンセン病がうつるのではないかといった懸念は微塵もなかったことが感じられるし、じつにサバサバしたものであった（中原藤江「看護婦として、配偶者として」『栗生楽泉園入所者証言集（下）』）。

亡母のハンセン病を認識していたからこその行動

医者の診断が、単に〝ハンセン病に似ている〟だとか、〝大阪の病院で診察を受けてみなければ、ハンセン病であると診断されるかどうかまだわからない〟という状況では、長兄が後難を恐れて、病いに罹った亡母を捨て、妻子を連れて家を出てしまうなどという行動をとったことが理解できない。また、そうであれば、「連日の親戚会議」も異常である。このままでは、亡母がこの家から直接、国立ハンセン病療養所「長島愛生園」に収容されることは必至、との判断があればこそ、かれらにとって最悪の、そのような事態をなんとか避けるために知恵をしぼりだすべく、連日の「親戚会議」が開かれたのだとしか考えられない。つまり、長兄および「親戚会議」に出ていた家族・親戚みなが、少なくともその時点では、「亡母がらいと診断された」という厳然たる事実を前にしたからこその行動と思えば、理解可能となる。

実際、子どものときに他家に養子に出された次兄の「陳述聴取報告書」（甲第七七号証）によれば、「母は手（指）がだんだんと短くなっていき、近所の人たちから、ハンセン病（らい病）だと言われるようになり」、「〔祖母の弟に当たる〕MSの奥さんは、自分の家には娘や孫もいるので、結婚する時に非常に迷惑になるということで、MSさんを大分責めたことがあったようです」とのことで、控訴人TMの亡母の「らいの噂」は切迫したものとなっていたことが伺える。――また、控訴人TMの語るところによれば、祖母の弟にあたるMSは、当時、関金町役場の保健課長と住民課長とを兼務しており、まさしく「無癩県運動」の推進役でもあったという。ハンセン病に対する強制隔離政策については、素人ではなく、その内情を知悉していたと考えられる点も、見逃すことはできない(8)。

届出なしの「ハンセン病治療」

こうして、大阪へ移り住んだ亡母は、阪大病院皮膚科別館で診察を受け、その後「ハンセン病治療」を受けているのである。「親戚会議」を主導したMSの思惑と違ったのは、阪大病院の医師が亡母の病気を、ただちに大阪府知事に届け出ず、通院治療を認めたことであったろう。この思惑のズレが、控訴人の兄たちの混乱を誘発した――というのが、その後の展開についてのわたしの理解である(9)。

「亡母は、昭和三四年四月二八日、二男、三男及び四男とともに、〔阪大病院〕皮膚科別館を訪れて、

8　財団法人鳥取県癩予防協会発行の小冊子『鳥取県ノ無癩運動概況』(一九三八年)に、「入所勧誘状況」という見出しのもと、以下の記事が載っている。「無癩県運動」が、どのような差別的状況、人権侵害を生んでいるか、一九三八(昭和一三)年当時、当局の側も認識していたことを窺わせる。そして、戦後、「無癩県運動」を推進する立場にあったMSは、当然知っていたものと思われる。

愛生園ニ入所スルコトハ其ノ家庭ニハ天刑病アリトノ世間態ヲ慮ル見地ヨリ外聞及ビ不面目ヲ痛感スル而巳ナラズ、他家ニ縁付キタル其ノ肉親者、或ハ他家ヨリ入籍シタル家族ガ従来秘密ニ取扱レタル患者ガ入所スルニ伴ヒ自然世間ニ知レル結果、中ニハ現在ノ親戚相互間ニ或イハ不縁破談トナリ妻子其ノ他ガ離散ヲ為スガ如キ累ヲ其ノ近親者ニ及ボス等、悲劇ノ現出センコトヲ憂慮シ一家残ラズ自殺スルカ、或イハ挙家他県ニ転出ヲ決意スト陳情セルモノアリ。

伊藤利根太郎医師の診察を受け、ハンセン病に関する検査を受けた」「亡母は、同年五月五日に皮膚科別館におけるハンセン病治療を開始して以降、昭和四一年三月二四日まで、概ね月一回以上（多い時は月に一〇回以上）、皮膚科別館で治療を受け」（「判決」七七～七八頁）たのであるから、伊藤医師が亡母をハンセン病と診断したことは明らかである。しかし、この一九五九（昭和三四）年の時点では、「らい予防法」の規定にもとづく大阪府知事への届出はなされなかった。大阪大学附属病院や京都大学附属病院というごく限られた大学機関でハンセン病の通院治療が行われていたことは、ある意味で周知の事柄ではあっても、「らい予防法」の規定を逸脱する行為であったため、届出もなされず、かつ、カルテにも「らい」との診断名は付けられなかったのだと考えられる(10)。――むしろ、「大阪大学医学部附属病院の森龍男医師は、昭和四〇年二月二四日付で、大阪府知事に対して、亡母が昭和三四年四月に「結核様癩」を発症した旨の記載をした「御届」と題する書面を提出した」（「判決」七八頁）とあるが、なぜ、この時点で「御届」が出されたかのほうこそが、解明されなければなるまい。いずれにせよ、阪大病院皮膚科別館と大阪府のハンセン病担当部局とのあいだには、事の善悪は別として、ある種の融通性をもった連携があったと想定される。一度、網羅的に、阪大病院皮膚科別館で治療を受けた患者たちのリストと、大阪府知事への「届出」の有無と「届出」の時期、そして、ハンセン病療養所への「収容」

9　わたしの理解では、「親戚会議」を主導した、控訴人の祖母の弟MSの狙いは、関金町のT家の「自宅」から長島愛生園に直接収容されることだけは、なんとしても回避したいということであったろう。だからこそ、住民票を大阪に移し終えてから、阪大病院に行っているのである。単にハンセン病であるか否かの診断を求めるだけなら、大阪へ行ったらすぐ阪大病院に行けばよかったはずである。いや、そもそも、関金町山口の家屋敷を売却してしまったこと自体、ここに戻ることはありえない、つまりは亡母がハンセン病ではないという診断をされることはありえないことが、わかったうえでの行動であったのだ。とにかく、大阪経由で愛生園に収容されること、それが実現できれば、地域社会の人びとに対して〝亡母は療養所に収容されたりしなかった。他の病気の療養のために大阪に行ったのだ〟と取り繕うことができ、うまくいけば村八分にあわずにすむ、という目論見であった。

しかしながら、阪大病院皮膚科別館の医師は、大阪府に届出もせず、したがって、療養所への収容もされないままに、ハンセン病の通院治療が始まった。ある意味で〝読み〟が外れたわけだ。医師からもらった診断書にも、直接「らい」を示す診断名はない。そこで、きょうだいたちのあいだに、亡母は「らいには罹っていなかったのだ」という、妄想にちかい〝思い込み〟（より厳密には、そのように〝思い込みたい〟という想念）が兆したのであろう。

10 わたしがこの「意見書」を執筆中の二〇一六年四月二三日、NHKのETV特集で「らいは不治にあらず——ハンセン病隔離に抗った医師の記録」を放映していた。光田健輔をはじめとする大多数の医師が「強制隔離政策」を押し進めるなか、独り、隔離政策に反対していた小笠原登医師の物語である。小笠原医師は、京都大学病院皮膚科特研でハンセン病患者の治療にあたっていたが、彼が書く診断書には「癩病」とは書かれず、「多発性神経炎に基づく足部畸形」「汎発性皮膚炎」「発疹性多発性神経炎」といった別の病名が書かれた。これらはすべて、小笠原医師がハンセン病との正しい診断ができなかったことを示すものではなく、京大病院の医師が〝別の病名の診断書を発行することで、患者が療養所に収容されることを防ぐため〟の措置であったのだという。

の有無の事実関係が検証されることが望まれる。

病名ではなく症状記載の診断書に飛びついた兄弟

話を戻せば、だから、伊藤医師が亡母もしくはその家族に「らい」との診断書を渡すことは、ありえない。家族の求めに応じてなのか、あるいは、伊藤医師の側から世間を生き抜くための知恵を授けるかたちで手渡したのか、そのいずれかは不明だが、初診時に伊藤医師が亡母に交付した診断書には「紅斑性ケロイド」という症状をもって〝病名〟に代える記載がなされ(11)、おまけに「抗酸性菌は検出されず」との記載があったという(「判決」七七頁)。結核菌と同じく、らい菌は「抗酸菌」の一種であり、それが検出されなかったというのは、すでに無菌になっていたということを意味するはずである(12)。

ところが、その後、伊藤医師は亡母に「ハンセン病治療」をしている。原審裁判官は、「無菌」と「治療」という二つの相反する事実の存在に、なんら疑問を抱かなかったのであろうか。論理的に考えられるのは、二つの可能性である。

ひとつは、伊藤医師による「虚偽記載」の可能性である。つまり、その後に「ハンセン病治療」したということは、亡母から「らい菌」が検出されたにもかかわらず、それを偽って記載したのではないか、と。しかし、ある分野の専門家が、そうそう無闇に「虚偽記載」をするとは想定しにくい。そのことが露顕すれば、専門家としての威信を失う危険性が高いからである。そんな危険をあえて犯さずとも、「らい菌」の検出を隠したければ、そもそも「抗酸性菌は検出されず」などという記載自体をしなければよいだけの話である。

残る可能性は、「らい菌」が検出されなかったにもかかわらず、伊藤医師が亡母に対して「ハンセン病治療」が必要と考え、そうしたということである。ここには、この時代の「ハンセン病治療」の水準の限界が露呈していると言うべきであろう。すなわち、この時点ですでに亡母は無菌となっていた可能性が高いにもかかわらず、伊藤医師は、当時ハンセン病治療医の多くが囚われていた、〝ハンセン病が完治することはない。たとえ無菌となっても、治らい薬を投与しつづけるべきだ〟という観念によって、無用の治療を亡母に加えつづけたのであろう(13)。

原判決の「認定事実」によれば、「亡母は、〔阪大病院〕皮膚科別館で治療を受けたが、症状が思うように改善しなかったことから、皮膚科別館の治療方針に疑問を抱くようになり、昭和四一年三月二四日以降、皮膚科別館に通院するのを止め」(「判決」七八〜七九頁)、一九六七(昭和四二)年には鳥取県に

11　原判決によれば、一九六七(昭和四二)年から鳥取県大栄町由良宿で暮らすようになった亡母が、一九八三(昭和五八)年一二月一四日に「脳梗塞を発症」して地元のM外科医院に入院した際、医師が「診断書」に「「多発性関節リウマチ」及び「脳梗塞(右不全マヒ)」と記載」(「判決」八〇頁)したとあるが、ここでの「リウマチ」がハンセン病の後遺症のカムフラージュであることは明らかである。このように、町の医師たちも、面倒なことにかかわりになることを回避するために、および/もしくは、患者とその家族の立場を思いやって、診断名を誤魔化すことをしてきたのだ。また、多くのハンセン病回復者が手の指などの後遺症を誤魔化すために、「リウマチでこうなった」等と釈明してきたのである。

12　菌検査で「らい菌」が検出されなかったからといって「無菌」状態とは即断できない、ましてや「治癒」したとは決めつけられない、というのが、本「意見書」に対する弁護士たちの批判点の一つであった。――わたしは、遅ればせながら、二〇一七年二月一八日、所沢の「おうえんポリクリニック」に、ハンセン病の専門医・並里まさ子を訪ねて、〝菌陰性と治癒とは異なる〟という点をめぐって教えを乞うた。

どうやら、肝心なのは、ハンセン病の病型のようだ。多菌型のＬＬ型だと、菌検査をすれば、簡単に菌陽性の結果がでる。治療を続けて、菌陰性の状態が一定期間継続すれば「治癒」と考えてまず間違いない、と。しかし、少菌型のＴＴ型だと、菌検査をしても菌はみつかりにくい。しかし、症状が出ている限り、菌陰性だからといって治癒ではないし、症状が消えて菌陰性でも神経の奥のほうに菌が隠れていることもあるのだという。一方で、典型的なＴＴ型で、発症と同時に自然治癒している、というケースもある。治療が難しいのは、混合型のＢＴ型、ＢＢ型、ＢＬ型。これらは病型が揺れ動いてしまうのだそうだ。

ということで、「少菌型」のために、菌検査をしても検出できなかっただけの可能性もある。しかし、ＴＭの亡母の場合は、阪大病院皮膚科別館でのその後の通院治療の経過を見る限り、そこでのハンセン病治療は必要な治療を適切に施していたとは言い難く、無駄な治療、むしろ副作用をもたらす有害な治療に終始していたと、門外漢のわたしにさえ思われる。ＴＭの亡母が〝島〟（＝長島愛生園）への直接収容か、大阪へのいったんの迂回か、いずれにせよ出郷を迫られたのは、ハンセン病の症状が悪化してとにかく専門医にかかる必要が生じていたためではなく、周囲の「らい」との噂や保健所からの入所勧奨によるものにほかならなかったことを思い起こすべきであろう。亡母の病気は〝騒いでいた〟わけではなく、むしろ〝落ち着いていた〟と考えられる。

いずれにせよ、ハンセン病は、長らく「不治の病い」と言われてきたが、この表現は正確ではないことに留意する必要があろう。〝治らない病気〟ではなく、たんに「治せない病気」であったにすぎない。「無菌」即「自然治癒」とは決めつけられないかもしれないが、実際のところ、自然治癒をしたハンセン病罹患者は珍しくない。並里医師は、かつて、わたしたちに次のようにレクチャーしてくれている。

ハンセン病には五つの病型があります。TT型、BT型、BB型、BL型、LL型。TT型とLL型では、もう、おんなじ病気とは思えないような症状の違いがある。／（中略）発症したけれど、菌にたいして、ものすごい抵抗力をもっている方もいます。TT型がそうです。（中略）／純粋なTT型は、強力な免疫機能をもっているので、昔でも無治療で治っていたと思います。療養所に入ったひとのなかに、こういうひとはたくさんいる。丸山多嘉男さんも、そのひとりですね。発症と同時に、そこで菌は排除している。菌を排除しつつ発症した、と言ってもいいのかな。白血球が、菌をやっつけながら、組織を破壊して。丸山さんの場合は、右腕の尺骨神経が一つやられただけだと思います。ほかはなにもやられてない。そういうのがTT型です。（並里まさ子「最新・ハンセン病医学講座」『栗生楽泉園入所者証言集（下）』三三一〜三三五頁）

なお、栗生楽泉園に入所していた丸山多嘉男からの聞き取りは、「晩秋の残り香――わしは収容の必要はなかったんだ」（『栗生楽泉園入所者証言集（下）』一四八〜一七二頁）。また、星塚敬愛園入所者のKKも、隔離収容された時点ですでに「無菌」であり、療養所で「ハンセン病治療」を受けたことが一度もない人である（福岡安則・黒坂愛衣「ぼくは治療に来たんだと、患者作業を拒否――ハンセン病療養所「星塚敬愛園」聞き取り」『日本アジア研究』第九号、二〇一二年）。

13　スタンダードなハンセン病治療法としての多剤併用療法が確立したのが、一九八二年のことである。再発に対する適切な治療法も含めて、今日的水準でのハンセン病治療法については、並里まさ子「最新・ハンセン病医学講座」（前掲）がわかりやすい（三三九〜三四二頁）。

帰郷した。控訴人ＴＭはわたしたちの聞き取りのなかで、「〔阪大病院皮膚科別館に行かなくなったら、亡母の病状は〕よくなった。治療せんかったほうがよかったんだということだね。〔ＤＤＳを〕使わんようになったら〔神経痛も〕治まった」（本書、三三頁）と述べている。原判決に言う「改善しなかった症状」とは、ハンセン病自体の症状ではなく、ＤＤＳの副作用だった可能性が高い。

話を元に戻す。控訴人にとって不幸だったのは、この伊藤医師の、おそらくは思いやりからする、「らい」とは書かれていない「診断書」に、控訴人の兄たちは飛びついた。藁にもすがるとは、このことであろう。この「診断書」を盾にすれば、世間に対して〝亡母はらいではなかった〟と言い張ることが可能に思われたからであろう。しかし、兄たちが、ほんとうに亡母はらいではなかったと信じたのであれば、まだ中学生だった末っ子のＴＭひとりに亡母を押しつけて、いなくなってしまうなどということをするだろうか。かの「診断書」を頼りに〝亡母はらいではなかった〟と言い張ろうとしたことは、〝亡母はらいだ〟という事実を否定しえないからこその、ある種の虚勢であったと考えられる。

どう考えても、亡母本人、ＴＭ、兄姉たちが、「亡母がハンセン病だった」とは知らなかったとの原審裁判官の認定は、虚偽架空のものにすぎないと言わざるをえない。

なお、原判決は、「倉吉保健所の職員は、昭和五五年七月一二日、亡母及び原告の依頼を受けて、由良宿の家を訪問し、亡母及び原告と面談をした。その際、亡母は、保健所の職員に対して、自分はハンセン病でなかった旨の発言をした」（「判決」七九頁）、あるいは、「倉吉保健所の職員は、昭和五八年二月三日、由良宿の家を訪問し、原告及び亡母と面談をした。その際、原告は、保健所の職員に対して、亡母がハンセン病患者でなかったことを強調した」（「判決」七九～八〇頁）と述べることで、亡母本人がハンセン病に罹ったという認識をもっていなかったかのような認定をし(14)、控訴人も亡母がハンセン病に罹患したことがなかったと考えていたことの根拠にしている。しかし、原審裁判官のこの判断は、その判断材料とした甲第七八号証「精神衛生相談票」についての記載を読み間違えることで構築されたものと言わざるをえない。この点は、次節で論述する。

14　もちろん、原判決も、「亡母は、約七年もの長期に亙って、ハンセン病研究を専門とする〔阪大病院〕皮膚科別館において、ハンセン病治療を受けていたことからすると、自身がハンセン病に罹患していることを認識していたと考えられる」が、「亡母は、自らがハンセン病に罹患していることを〔家族にすら〕明かすことなく生活していたものと認められる」（「判決」八四頁）と判示することで、基本的には亡母自身にハンセン病の病識があったと認定してはいる。しかし、控訴人ＴＭらが亡母がハンセン病に罹患していたとの認識を持っていなかったと強弁するために、文脈次第では、亡母本人に病識がなかったかの記述をしていると読み取れる、ということである。

2——甲第七八号証「精神衛生相談票」について

甲第七八号証「精神衛生相談票」は、倉吉保健所職員が作成した文書である。控訴人の姪（控訴人の長兄の長女、当時二五歳）が夫とともに、一九八〇（昭和五五）年六月一六日、倉吉保健所を訪ね、「〔叔父ＴＭ（当時三四歳）が〕時間をかまわずtelをしてきたりしてねむれない。親兄弟も手をやいている。何とかならぬだろうか……。出来れば〔精神病院に〕入院でもさせたい」と訴えたところから始まり、一九八二（昭和五七）年一二月二日には、控訴人の次兄（子どものときに他家に養子に出されている）が来所し、「亡母を老人ホームへ入所させたいが、弟〔＝ＴＭ〕が反対するので困っている」との訴えがなされ、一九八三（昭和五八）年二月三日時点で、保健婦が自宅訪問して亡母と控訴人の両人に長時間の面接を行った結果として、亡母本人の意向としては「今しばらくは、このまま家に居るようにしたい。又、入りたい時期になったら、相談しますから」ということで、「経過観察として様子を見ていきたい」「次男へもその旨連絡し、了解、協力していただくようにする」との決着をみ、同年一二月時点になって、保健所職員がＴ家を訪問したところ不在のため、次兄宅へ回ったところ、亡母は一カ月前、脳血栓のため自宅で倒れて、目下入院中、控訴人は一九八三（昭和五八）年六月時点で大阪に転出済みと判明したところで記載が終わっている。

この一連の記録のなかで、姪夫婦からは、控訴人が「時間をかまわず電話をしてきて眠れない」「親兄弟も手をやいている」「反抗したら暴力をふるう」「おじは精神病だから、とに角、入院させてほしい」といった人格批判がなされたことが記載されているが、一方で、一九八〇（昭和五五）年八月一日の項には、亡母より保健所に電話があったとして、「（七月二九日に亡母にとっては孫娘の夫がやって来て）畑作業をしていた亡母を近所の人のみている前でたたくけるの暴力をした。町会議員の親類にtelしたり、次男夫婦にも来てもらい、三一日に八橋警察に届けを出した」。それに対して、姪の夫は「今度telしたら殺してやるといっていたのにtelし（てき）たので当然だと言っている」とある。人格評価をするならば、飛び交う言葉のレベルでは、どっちもどっちであり、少なくとも、一方の言い分だけを採用することはできない、と言うべきであろう。いや、世の常識からいえば、年老いた女性が孫娘の夫から、いかなる理由があったにせよ、暴力を振るわれるということのほうが尋常ではない。

「らいを肯定した父／らいを否定した者」という記録の意味するもの

さて、先にも述べたように、原判決は、「倉吉保健所の職員は、昭和五五年七月一二日、亡母及び原告の依頼を受けて、由良宿の家を訪問し、亡母及び原告と面談をした。その際、亡母は、保健所の職員に対して、自分はハンセン病でなかった旨の発言をした」（「判決」七九頁）と述べることで、亡母本人が自分がハンセン病に罹ったとは思っていなかったかのような認定をしている。また、原判決は、「倉吉保健所の職員は、昭和五八年二月三日、由良宿の家を訪問し、原告及び亡母と面談をした。その際、原告は、保健所の職員に対して、亡母がハンセン病患者でなかったことを強調した」（「判決」七九〜八〇頁）と述べることで、控訴人もこの時点までは亡母がハンセン病に罹ったことを認知していなかったことの根拠にしている。――この判断は妥当であろうか？

「精神衛生相談票」の記録によると、一九八〇（昭和五五）年七月一一日、保健所職員が、控訴人の次兄を訪問している。そこで次兄がこう述べたと記録されている。「〔長兄の長女が見合いの相手と〕結納をかわした後、らいを肯定した父のむすめとして嫁にいくのか、それとも、らいを否定した者のむすめとして嫁にいくのかでもめた。結婚式前に姪の父と姪とＴＭが来て、ＴＭと姪の親子さかずきをした」「〔わたしに〕仲人になってくれと言って、ＴＭと姪が泣いて頼んで来たので仲人になった」（傍点部分は後で議論の対象とする）。

　また、一九八〇（昭和五五）年七月九日に保健所に来所した姪からの聴取にもとづいて記載された姪の「生育歴」では、「幼少時に父母離婚。五男（＝叔父のＴＭ）は不びんに思い、かわいがって世話をした。やがて家を棄てた父と関金町の〔町営〕住宅に住む。その後、継母と共に生活。やがて異母兄弟誕生する[15]。生活苦で父親は出かせぎに出て、〔継母と〕異母兄弟〔だけと〕の生活がはじまる。異母〔＝継母〕と父の離婚に先立って、〔父の連れ子である〕姪さえいなかったら帰ってくるという異母〔＝継母〕の弁もあり、〔家に〕帰りずら《ママ》いようであった。ＴＭは心配して大栄町から関金町まで自転車で行くこともあった」とある。

一九八〇（昭和五五）年七月一二日に、亡母と控訴人の求めに応じて、保健所職員が自宅訪問。そこでも、控訴人が語ったこととして、姪の結婚にあたって、控訴人と姪とのあいだで「親子の盃づき」が交わされたこと、「すぐ嫁にいく」ので戸籍上の届までは出さなかったが、「ＴＭが親としての立場で兄弟達に是非出席〔してほしいと依頼したと〕の件と、〔新婚夫婦には〕何もないので多額の祝い（一〇万円位）をしてくれるようたのんだ」こと、一九七九（昭和五四）年一月二二日に挙式された「結婚式では〔実の〕父が親のせきにすわり、紹介され……世間体の整った結婚式」としたが、その後の、嫁の初めての里帰りと宴を意味する「膝直し」は、亡母と控訴人ＴＭの住むＴ家でやっている。その意味で、「自分は姪が不ビンでかわいそうで子供の時から世話してやった」「自分はあくまでも〔姪の〕親〔の立場〕であり、結婚式もきちんとしてやった」という控訴人ＴＭの言説は根拠のあるものであり、この時点では、控訴人ＴＭと姪との関係は良好であったと推察される。ところが、それから半年後の同年八月には、姪夫婦がやってきて、祖母である亡母と叔父であるＴＭに対して、ＴＭは「親代わり」にすぎず、「戸籍上」の親子ではない、それなのに「親のように振るまう」のは我慢ならない、「一さいの縁をきる」と宣告している（このかんに何があったのかは不明である）。

15　長兄の長女、控訴人ＴＭの姪に「異母弟」が生まれたのは、彼女の父親が「家を棄てる」前のことである。このあたり、短時間の聴取ゆえの制約の表われであろう。

そういう経緯のなかで、前掲の傍点を付した文言が残されている。再掲すれば、「らいを肯定した父のむすめとして嫁にいくのか、それとも、らいを否定した者のむすめとして嫁にいくのか」。

これは、ＴＭ本人の語ったままの言葉ではなく、次兄が語った言葉を保健所職員が記録した言葉であって、その意味するところを汲み取るには慎重でなければならない。「らいを肯定する」「らいを否定する」という文言のひとつの意味は、論理的可能性として、価値評価を意味し、「亡母がらいに罹ったことを喜ばしいこととして肯定する」「亡母がらいに罹ったことを忌むべきこととして否定する」という対《つい》として読み取ることである。しかし、これは論理的な遊びとしてはありえても、現実にはありえない。

いまひとつの読み取りの手がかりが、「らいを肯定した父」と「らいを否定した者」という言い方のなかにある。「父」＝姪の父である長兄、「者」＝控訴人ＴＭ、を主体として措定していると考えられるからである。そして、一九八〇（昭和五五）年七月九日に姪が保健所を訪ねたとき、係長らに、こう訴えている。「〔叔父ＴＭは、わたしの〕結婚に際して全く父親きどりで、らいの孫として嫁にやりたくないといった。〔自分が亡母の〕らいを治してやったとＴＭは思っている（らい治療薬で悪化し、アリナミン投与でよくなった）」と。――アリナミンでハンセン病が治癒することはありえないが、前節で述べたように、亡母は阪大病院皮膚科別館で診察を受けたときにはすでに「無菌」となっていた可能性が高く、むしろ、「らい治療薬」を服用することで副作用を呈していたのであって、まさに「らいの治療」をやめたことで健康を回復したと考えられるのであるが、乏しい稼ぎのなかからアリナミンの代金を負担してきたＴＭは、それをもって、「〔自分が亡母の〕らいを治してやった」と思っていた、ということであろう。

その意味で、「らいを否定した」とは、「らい」を治してやった、という意味であり、「らいを肯定した」とは、「らい」に罹った亡母を治そうともせず、そのままに放置した、という意味だと理解できる。実際、一九八〇（昭和五五）年七月一二日の保健所職員の訪問面接で、亡母は、「（自分の）らいといううわさで」「他の子供の世話になれといって（家を）出ていって」しまって「一家をほろぼした長男に対してのうらみ」を吐露している。これが「らいを肯定した」ということの内実であろう。

以上のことから判明することは、原判決の認定とは異なり、控訴人は、一九八〇（昭和五五）年時点ですでに、亡母がかつては「らい」に罹っていたことを認識しており、かつ、彼の認識では、自分の機転により亡母の「らい」はすでに治癒したのだという認識をもっていたという、疑いを容れない事実である。

「亡母はライ病ではなかった」という記録の意味すること

したがって、原判決が「精神衛生相談票」の一九八三（昭和五八）年二月三日の記録をもって、「原告は、保健所の職員に対して、亡母がハンセン病患者でなかったことを強調した」（「判決」七九～八〇頁）、「原告は、少なくとも、平成九年に亡母の診療録が開示されるまでは、亡母がハンセン病に罹患していたと認識するまでには至っていなかったと認められる」（「判決」九一頁）と判示するとき、ここには重大な誤解が紛れ込んでいる。

そのことを論証する前に、この一九八三（昭和五八）年二月三日の保健所職員の訪問面接の模様をみておこう。ＰＨＮ（保健婦）がＴ家を訪問したとき、「鍵をかけていて、親子がコタツでテレビを見ていた」。亡母とＴＭが、のんびりとくつろいでいるところに、保健婦は訪問したのだ。そして、「以前の状況（亡母がライ病とうわさされ、大阪へ逃れたことから今日に至るまでの経過）を長々と話してくれた」と記している。控訴人ＴＭから二日間にわたって聞き取りをした経験のあるわたしにはわかるが、この「長々と」というのは、ほんとうに「長々」なのである。それをじっくり聞いているということは、職務とはいえ、この職員が優秀な保健婦であったことを窺わせる。そして、その保健婦がこうも記している。「（ＴＭは）一見して〝おかしい〟という風には見えない。顔つきもしっかりしており、しゃべる内容もきちんと〝的〟をえている（筋みちが通っている）」と。じっくり腰を落ち着けて話を聞いたからこそ、ＴＭのほうでも、この人は自分の話をちゃんと聞いてくれる人だということがわかって、「筋道」立てて話ができたのであろう。その保健婦が「（ＴＭは）又、母親は、決して〝ライ病〟ではなかったんだ！　ということをも強調していた（かなり本を読んで勉強している）」と記している。

「亡母はライ病ではなかった」と言うとき、その意味は二通りに解釈できる。ひとつは、「亡母はライ病に罹ったことはなかった」という意味である。原審裁判官が誤って読み取ったのは、この意味である。いまひとつは、「亡母はかつてライ病に罹ったことはあるが、ある時点で治癒してからは、ライ病ではなかった」という意味である。保健婦を前にして控訴人が主張したのは、後者の意味であったことは明白である。そうでなければ、姪が、叔父ＴＭは「〔自分が亡母の〕らいを治してやった」と、おそらくは自慢げに口にしていたと報告していることと、辻褄があわない。また、「らいを肯定した父」と「らいを否定した者」といった言説がＴ家の者たちのあいだで流通していたということは、亡母が「らいに罹患したことがある」という認識の共有を前提としない限り、了解不能となる。

また、一九八三（昭和五八）年二月三日にＴ家を訪問面接した保健婦の記録には、控訴人が「かなり本を読んで勉強している」とのカッコ書きがある。ここでの「本」とは、本一般ではなく、わたし自身、控訴人ＴＭに聞き取りをしたときに目の前に示されたのだが、ハンセン病に関する専門書のことである。控訴人は、わたしたちの聞き取りのなかで、「〔ハンセン病についての勉強は〕中学校時代のへんから、徐々にやっとったね。大阪に行った当時から。でなかったらね、中途半端な知識を持っておったら、かえって恐怖心が湧くからな。ちゃんとせにゃいかんと思ってな」（本書、一九頁）と述べている。原判決が述べるように、控訴人が一九八三（昭和五八）年のこの時点でも亡母が「らい」に罹ったことを認識していなかったとしたら、中学しか卒業していない者がなぜハンセン病の専門書まで読み漁ったのか、平仄《ひょうそく》があわない。

以上、控訴人ＴＭは、亡母がハンセン病を発症して、大阪へ移住し、阪大病院皮膚科別館に通院するようになった早い時点で、亡母が「らいに罹ったこと」を認識し、かつ、その後のある時点で、すでに亡母は治癒しており「もはやらいではない」という認識を持つに至ったのだ、ということができる。

——原判決の事実認定は決定的に誤っている。

なお、一九八〇（昭和五五）年七月一二日の訪問面接では、亡母が「自分はらいではなかったという証明書」がある、それは「神様〔神棚のことか〕にまつっている」と主張したが、そこには「なかった」との記録がある。これは、前節でも述べたように、阪大病院皮膚科別館の伊藤医師が初診時に亡母に交付した診断書には「紅斑性ケロイド」という症状をもって〝病名〟に代える記載がなされ、「抗酸性菌は検出されず」との記載があった（「判決」七七頁）というから、この診断書を指しているのであろう。ハンセン病に罹患した者が、自分の病気のせいで家族に多大な迷惑をかけてしまったという忸怩たる思いから、他人に対して罹患の事実自体を隠そうとする、否定しようとすることは、よくあることである。また、亡母は「どこにも自分の体には病的変化もないと、体を見てくれといって、裸になり背中をみせてくれた」と「精神衛生相談票」にあるが（亡母は、指先を欠くという明らかな後遺症はあったものの、背中に斑紋などの痕はなかったのであろう）、ハンセン病の後遺症がひどくない者は、地域社会に受け入れられたいと思うがゆえに、そのようにふるまうことがしばしばある。

たとえば、一九二六年沖縄県生まれで、現在、国立ハンセン病療養所「星塚敬愛園」に入所中の宮平栄信は、わたしたちの聞き取りで、こう語った。「治ったといえば、治った。治らないといえば、治らない、ということだ。だから、ぼくは、一年にいっぺんは、自分の計算で、〔生まれ故郷の沖縄の〕島に帰って〔幼馴染みと会う〕。見たければ、パンツ一丁になるが、という気持ちですね。後遺症があれば、ああ、これはやばいなぁ、という気持ちにもなるけどね、そういう後遺症がないもんだから」（福岡安則・黒坂愛衣「最後の徴兵で沖縄戦に駆り出されて――ハンセン病療養所「星塚敬愛園」聞き取り」『日本アジア研究』第二一号、二〇一四年、二七二頁)。ハンセン病に罹患したことがなかったと〝偽りの中立て〟をするときにせよ、すでに治癒している事実を受け入れてほしいと願うときにせよ、このような行動がありうることは十分に理解できることである。「非入所」のハンセン病回復者であった亡母の言動を理解しようとするとき、その背景の事情に十分な思いを巡らせる必要があるのだ。

3――甲第三〇号証「「らい予防法」体制下の「非入所者」家族」について

わたしと黒坂愛衣との共著で、埼玉大学大学院文化科学研究科博士後期課程紀要『日本アジア研究』第七号(二〇一〇年)に発表した「「らい予防法」体制下の「非入所者」家族――ハンセン病問題聞き取り」は、二〇〇六(平成一八)年一二月二二日から二三日にかけて、福岡と黒坂、そして「れんげ草の会(ハンセン病遺族・家族の会)」会員の宮里良子の三人で、鳥取県北栄町のTM宅を訪問して、九時間ちかくに及ぶ聞き取りをしたものであるが、じつは、それに先立って、わたしたちは、同年一二月八日～九日、福岡県豊前市で、鹿児島県鹿屋市の国立ハンセン病療養所「星塚敬愛園」の入所者たちを迎えて毎年行われている「ホームステイセンター柿の木」主催の年末餅つき大会の際に、TMと事前の顔合わせをしている。

通常、わたしの聞き取りのやり方は、初対面で詳細なライフストーリーを聞き取るというものである。というのも、わたし自身の長年の経験から、社会的マイノリティの立場にある人が、自分の体験を、止《とど》まるところがないほどに一気に語り尽くしてくれるのは、長年の交流を経て親しくなってからよりも、むしろ、初対面の場のほうだと判断しているからである。もちろん、初対面でありさえすれば、マイノリティ当事者が滔々と自分の体験を語ってくれるわけではない。

まず、聞き取りの趣旨をきちんと説明するインフォームド・コンセントを実践することは言うまでもない。そして、当方の最初の質問が始まるところから、真剣勝負である。〝わたしはあなたの語りをきちんと受け止めようとしている〟という、当方の想いが伝わらなければ、聞き取りは失敗に終わる。社会調査法に言うところのラポール（相互信頼の関係）を、聞き取りを行いながら形成していく、というのが、わたしの聞き取りのやり方と言ってもよい。言い換えれば、語り手に、〝目の前のこの聞き手は、自分が想いを込めて語れば、きっと自分の気持ちをわかってくれるに違いない〟と思ってもらえることが大事なのだ。逆に、一定の交流を積み重ねてしまうと、〝自分の抱えている問題はすでにわかってくれているはずだ〟ということで、雄弁な語りは期待できなくなることがあるのだ。

にもかかわらず、わたしたちは、TMとは事前に顔合わせしておく必要を感じた。というのも、伝え聞く情報では、彼はその生活歴ゆえに、どうやら、対人関係を円滑に取り結ぶスキルを身に付けてはいないと感得されたからである。実際、二〇〇六（平成一八）年一二月八日、餅つき大会の前夜に福岡県豊前市の宿舎で顔を合わせたとき、途端に彼は一方的にまくしたてるようにしゃべり始めた。なかなか、こちらの言うことは聞こうとしない。かといって彼は、自分の言い分をぜひとも理解してもらいたいという気持ちを込めてしゃべっているわけでもなさそうに窺えた。最初から、自分の話をきちんと聞いてくれる人がこの世にいるはずがないといった趣《おもむき》であった。

初顔合わせから二週間後の同年一二月二二日、わたしたちは鳥取県北栄町の自宅にTMを訪ねた。このときも、わたしたちが上がり込んで電気炬燵の前に坐るやいなや、彼はワァッとまくしたて始めた。わたしは「TMさん、ぼくらはきょう、こちらに一泊しますので、時間はいっぱいあります。そんなに慌てて話さなくてもいいですよ」という趣旨の言葉を口にした。急に彼の表情が和らぎ、こんどはお灸の話をし始めた。わたしが「それは、なに、ハンセン病と関係あるんですか?」と質すと、「ないないない」と。「いくら時間があるといっても、無駄話をしていては、時間がなくなります。本題に入りましょうか」と言って始まったのが、埼玉大学の紀要『日本アジア研究』第七号にまとめた聞き取りである。

一九八三(昭和五八)年二月三日に「訪問面接」をした保健婦が、そのときの控訴人の話は「筋道が通っていた」との感想を記していたが、わたしたちを前にしてのこのときの彼の語りも「筋道が通った」ものであった。――それは、なぜか? どちらも、聞き手がわざわざ自分のところを訪ねてきてくれている(いつもは、自分のほうから〝押しかけて〟、まともに相手にされてこなかった)。どちらも、たっぷり時間をとって、腰を落ち着けて話を聞いてくれている(いつもは、自分が話をすると、嫌がられて、一刻も早く応対を終わりにしたいという態度がミエミエであった)。これらの条件が備わっていたことが、彼に落着きをもたらしたものだと、わたしは考える(16)。

《家族被害》の本質は《家族関係の綻び・ねじれ・切断》

さて、原審裁判官は、TMの訴えを斥け、彼には「ハンセン病家族」としての「被害」はなにもなかったと断定した。はたして、そのように言えるであろうか？ わたしたちが埼玉大学の紀要『日本アジア研究』第七号に発表した彼の語り「「らい予防法」体制下の「非入所者」家族」を素材にして、検討していこう(17)。その際、原審裁判官が「隠すことの被害」という点にだけ視野を狭めてしまったような愚は繰り返さない。社会的差別は、わたしが『現代社会学事典』で定義したように、「意識、態度、表現、行為、そして、その帰結としての社会的格差のある生活実態」にまで及ぶ広がりのあるものなのである。つまり、差別語を投げつけられること、差別表現の対象とされること、あるいは、面と向かっての露骨な態度をとられることだけが差別ではない。差別は、もっと構造的なものでもありうるのである、という視点を欠かせない。

黒坂愛衣は『ハンセン病家族たちの物語』（世織書房、二〇一五年。甲第九八号証）において、《ハンセン病家族》の被害の本質を次のように捉えた。

ハンセン病にかかった本人が、郷里から引き離されての療養所収容や、隔離された空間での長期にわたる生活、郷里の家族との関係の綻び・ねじれ・切断を体験していたように、ちょうどその裏返しとして、ハンセン病家族たちもまた、病気の肉親から長期にわたって引き離され、さまざまな社会関係における差別や排除、そして病気の肉親との関係の綻び・ねじれ・切断を体験していた。

16　この点に関連して、いささか差し出がましい物言いになると思うが、あえてここに記しておきたいことがある。

わたしは、原審段階で一度、鳥取地裁での口頭弁論を傍聴したことがある。二〇一一年二月四日のことである。そのときの率直な印象として、これで原告ＴＭの「裁判を受ける権利」が十全に保障されていると言えるのだろうかという疑問が湧いた。前述したように、ＴＭは、亡母の「らいの噂」に始まる一連の環境変化のなかでの生育歴により、他者と対人関係を円滑に取り結ぶスキルを身に付ける機会を失してきたと判断される。それゆえ、彼はなかなか、自分の思っていることを筋道立てて人に伝えることが困難なのだ。彼が自分の考えを筋道立てて話せるためには、裁判長から「あなたの言いたいことをじっくり聞きましょう。時間は気にしなくていいです」ぐらいの言葉かけがあって、彼も落ち着いて話せるというものだ。たとえば、外国人が被告人となった事案で、その人の日本語能力が乏しいときには、手助けの通訳が入る。わたしには、それと同じようなものとしての配慮が必要ではなかったか、と思われてならない。

17　なお、『日本アジア研究』第七号にＴＭの語りを整理して公表した際には、紙幅の関係上どうしても割愛せざるをえなかった部分が厖大にある。今回、元データと言うべき「ベタおこし」を読み返してみて、議論の必要上、復元したほうが望ましいと思われる箇所がいくつかあった。したがって、以下では、『日本アジア研究』第七号に公表したものは「語り」と呼び、元のベタおこしのほうは「聞き取り」と表示することで、引用を行っていきたい。

（四頁）

一言で言えば、「強制隔離政策」によってもたらされた《家族被害》の本質は、《家族関係の綻び・ねじれ・切断》として現象したのだ、ということである。

〝いや、そういうことが言えるのは、患者が収容隔離された家族についてだけであって、患者が非入所のまま社会で暮らし続けた場合には、あてはまらないのではないか〟という反論もありえよう。しかし、わたしたちが、このかんずっと、ハンセン病問題を調査してきて到達したひとつの知見は、次のようなものである。

福岡と黒坂は、ここ数年、北は青森から南は宮古島まで、各地の国立ハンセン病療養所を訪ねて、入所者の方からの聞き取りを少しずつ重ねてきた。そのなかで、「療養所に入ることができて、ありがたかった」と語るひとに、何人もお会いしている（もちろん、「療養所に入れられて、ひどいめにあった」という人びとにも）。彼女ら／彼らのお話を聞くと、そんなふうに思うようになる経緯がよくわかる。あるひとは、子どもの頃、発病したことがムラじゅうに知れわたり、近所の子どもたちから石を投げられたばかりか、井戸に土砂を投げ込まれて使えなくされたという。彼は、療養所に入所したとき、「正直、ホッとしたんですよ」と心情を語った。また、別のひとは、発病したあともずっと自宅にいたのだが、喉に結節ができ、生きるか死ぬかの状態になっていた。診てくれる病院がどこにもなく、療養所に来てはじめて治療してもらい、ようやく生きながらえることができたという。「療養所に来て命が助かった。だから、わたしは国を訴える裁判の原告にはならなかったんです」と語った。

「療養所に入れられて、ひどいめにあった」体験だけでなく、上に紹介したような「療養所に入ることができて、ありがたかった」体験をも含めて、当事者の語りを聞いていくことによって、つぎのようなことがみえてくる。――隔離政策のもと、この病気を病んだひとに作用した社会的制度的な力は、〈当人の意思にかまわず強制的に療養所へと引っ張ってきて閉じ込める〉収容・隔離の力だけではなく、市民社会から患者の居場所を徹底的になくして、〈入所を患者みずからに望ませる〉抑圧・排除の力があったこと。その両輪によって、患者を療養所に入所せしめていたという事実である。(『栗生楽泉園入所者証言集(上)』三六~三七頁)

「らい予防法」にもとづく「強制隔離政策」と官民一体となった「無癩県運動」は、地域社会のなかからハンセン病患者の「居場所」を奪う「抑圧・排除の力」と、嫌がる患者をも無理やりに「療養所」に閉じ込める「収容・隔離の力」という二つの力として展開されてきたというのが、わたしたちのハンセン病問題理解の基本的骨格である。

「非入所者」の場合、たしかに、療養所に収容・隔離はされなかったけれども、地域社会のなかの「居場所」を脅かす力には、終始さらされ続けてきたことになる。その限り、「非入所者」の家族も、

《家族関係の綻び・ねじれ・切断》を余儀なくされてきたとしても、不思議ではない(18)。――そこを、控訴人TMを中心に置きつつ、T家にあっては、どうであったかを、TMの「語り」もしくは「聞き取り」から引証しつつ、検証していこう。

長兄は「妻に去られ」、次姉も「里に帰された」

まずは、控訴人の兄姉たちをめぐる「離婚」の問題から検討していこう。以下の記述においては、できるだけ、原判決の判示とそれに対応するTMの「語り」もしくは「聞き取り」を突き合わせながら、検討を進めることにしたい（なお、TMの語りの提示にあたっては、読みやすさを考慮して、彼の語りのなかから関連する箇所を拾いだして集約的に示すことがある）。

原判決によれば、「亡母は、昭和三〇年の夏に、二週間ほど、三七度五分から三八度程度の発熱が続いたことがあった」「昭和三一年ころになると、亡母らが生活していた関金町の家の周囲では、亡母がハンセン病に罹患したという噂が立ち始めた」「長男は、昭和三二年四月にその当時の妻と離婚して、関金町の家に帰ってきた(19)。また、鳥取県倉吉市の生田という集落の家に嫁ぐため、生田の家で生活していた二女（なお、入籍はしていなかった）は、同月ころ、亡母がハンセン病に罹患したという噂が立ったことから、関金町の家に戻された」（「判決」七五〜七六頁）。

そして、TMは「聞き取り」でこう語っていた。

〔わしが九歳のとき、亡母が発熱し、「十五日熱」と言われました。亡母は〕熱が下がったときには、ちょっと、足が立たんかったな。それで、一週間ぐらいリハビリやってね。縁〔側〕のところで、

18　わたしたち、ハンセン病問題の研究者にとって、「入所者」は「ハンセン病療養所」を訪ねれば、確実に会える。「入所者」は、外の社会に対しては「園名＝偽名」を使うなどして、自分の存在を隠している人が少なくないが、療養所のなかでは隠れる必要がないからだ。しかし、「退所者」「非入所者」となると（そして「家族」も）、会うことが困難である。基本的に、社会のなかで隠れ住んできたからである。「退所者」の場合は、まだしも、一九九八（平成一〇）年からの「らい予防法違憲国賠訴訟」をきっかけに「全国退所者原告団連絡協議会（全退連）」が結成されたので、そこにつらなる人たちには出会えることとなった。しかし、「非入所者」もしくはその家族となると、まず出会えない。わたしが聞き取りできた「非入所者」は、たった一人にすぎないが、参考までに、その人の事例を簡単に紹介しておきたい。

ハンセン病回復者のA（男性）は、一九三四（昭和九）年、京都府北部の生まれ。東京へ出てきて大工をしている二二歳のときにハンセン病を発症。別の病院の医師の紹介で東大病院で診察を受けることになった。東大の医師は、Aの病いは「らい」であり、「三日の時間をあげるので、〔ハンセン病療養所〕多磨全生園へ入る準備をしなさい」と告げた。それに対してAが「そんなとこ入るんだったら、おれ、死んじまう」と応答したところ、医師は「いま、いい薬ができている。週に一回薬を取りにくるという約束をちゃんと守るなら、通院を認める」という返事をもらえたのである。こうして、彼は足に「裏傷」ができたりしたときにその治療のために多磨全生園に「入院」（園内に寮舎をあてがわれる「入所」ではない）したことは数回あったものの、基本的に生涯を娑婆で過ごしてきた（控訴人が阪大病院皮膚科別館の亡母に対する処遇に不満を嵩じさ

せたのとは対照的に、Aは東大病院の医師に対しては「感謝」の一言である)。

しかし、そのような幸運だったとしか言いようがないAにしても、「らい予防法」にもとづく「強制隔離政策」が作出・助長した偏見差別から自由であったかというと、そうではなかったのである。彼には内縁関係の妻がいたが、彼女は入籍しないままに亡くなった。そのことを、かれらが自分で勝手にそのような関係を選んだだけだと突き放して捉えることはできない。Aは、「わたしがそういう病気だと、もし〔世間に〕ばれたとき、〔入籍していると〕彼女にたいへんな迷惑をかけることになるから〔入籍しなかった〕。一緒にいてくれるだけでいいと思った」と語る。また、内縁の妻が妊娠したことがあったが、かれらは中絶している。「ハンセン病になった人間は子どもをもってはいけない、絶対ダメだと思い込んでいたから、泣く泣く堕《お》ろした」のだ、と。さらに、Aは、自分の親きょうだいにも、自分の病気のことは隠してきた。一度、長姉に「じつは、おれ、ハンセン病だったんだ」と打ち明けたことがある。しかし、姉の態度は一変し、「実家には言うな。知られたら、墓参りもできなくなる」と突き放された。

知覚麻痺は残るものの、外見的な後遺症がまったくないAは、親が存命中は盆には帰郷していたが、いまではきょうだいとも疎遠になっている。そして、内縁の妻も亡くなり、愛犬のダックスフントだけと暮らす今、もっと身体が不自由になり自分で自分のことができなくなったときのことを不安に思っている。

「介護を受けなきゃなんなくなったら、嫌でもバレちゃいますよ。老人ホームに入るにしても、在宅で介護を受けるにしても、絶対バレる。そのときのことを考えると、ゾッとする」。

Aは、多磨全生園に「入所」はしなかったが、「入院」したカルテが残っていて、全生園のソーシャルワーカーの計らいで「退所者給与金」の給付を受けていて、自分が他人の介護を受けるようになったとき、その関係の書類が介護者の目にとまることを免れることはできない、と絶望的な気持ちになるのだ。

Aの事例は、「家族」ではなく、「非入所者」当事者のものだ。それにしても、もしハンセン病に対する

「強制隔離政策」の展開により偏見差別が社会に流布されることがなかったならば、内縁の妻と死別するまで入籍しないままで過ごすことはなかったであろうし、肉親との隔たりのない付き合いがいまでも続いていたであろう。もし「らい菌」は感染力のごく弱い感染症にすぎないとの、事実ありのままの情報が社会に知らされていたならば、せっかく受胎した子どもの命を摘み取ることはなかったであろう。「らい予防法」廃止後からでもよい、もし実効性のある社会啓発の実践が積み重ねられていれば、自分が身動きできなくなって、他人の世話になるときには、自分の病歴がバレてしまう、それは身の破滅だと、いまだに怯えていることもなかったであろう。

　そして、かかるAの事例を、内縁の妻の立場から捉え返せば、本来であれば獲得できたであろう法的にも夫婦関係が保証された「家族関係」に、楔《くさび》を打ち込まれていたということは明らかだ。そして、中絶された子どもの立場から捉え返せば、何をか言わんや、生まれてくる前に命を断たれてしまったのだ。――これが《家族の被害》でなくてなんであろう。

　以上は、福岡安則・菊池結「非入所のような、そうでないような――あるハンセン病回復者のライフストーリー」(『日本アジア研究』第一三号、二〇一六年、八九〜一〇三頁)を参照。

19　原判決は、長兄は、亡母のハンセン病との噂が立った後、「昭和三二年四月にその当時の妻と離婚して、関金町の家に帰ってきた」と判示しているが、これは間違いであろう。TMからの「聞き取り」によれば、「自分が六つかな、来年の春、小学校に入学するっていう年の一二月の一八日、父親が肝臓ガンで亡くなった。／その当時、長男は大阪におって、それで呼び寄して。あんがいいい年やったからな、帰ってきてすぐ結婚したけどね」とある。要するに、農家の跡取り長男として、出先から呼び戻されたということである。したがって、結婚も嫁取りのかたちで行われるのが通常であり、当時の農山村としては母親との別居は考えられない。

ちょっと運動しとったね。それ、足が立つようになって、はじめて倉吉市の病院に行った。そのときにはもう、なんか、ね、ウワサになりましたね。いわば、あの、ハンセン病だと。〔それで、結婚しとった長兄は離婚になり〕倉吉に嫁に行っとった次姉も帰らされた。意外と、これ、早かったですよ。毎日毎日、泣いとったでな。まぁ、大変なことやなぁということは〔わかりました〕。で、〔次姉は〕二回目〔の結婚〕は、〔亡母が〕ハンセン病だっていう承知《しょうだく》でもってな、三朝《みささ》の家に嫁に行ったわね。親戚の、親戚、親戚のね、仲人みたいのでね。そういうな、大きなウワサになってお
った〔からね〕。

原判決と「聞き取り」のストーリーは基本的に一致していることが認められるところであるが、さて、かかる事実に対して、原判決はいかなる評価を下しているであろうか？　そして、その評価は妥当なものであるか？

まずは、長兄の離婚について、原判決は、「〔原告は〕亡母がハンセン病に罹患したことが噂になったことが原因で〔長男は〕離婚させられた旨主張する」が、「長男の最初の妻は、亡母から叱られることが多く、その際に長男が庇ってくれないことを不満に思っていたことが認められるから、長男と最初の妻の間には、亡母がハンセン病に罹患したことが噂になったこと以外にも、離婚の原因が存在したものと推認することができる。そうすると、長男が最初の妻と離婚した原因が、亡母がハンセン病に罹患したことが噂になったことにあるとはにわかに断定することができない」と判示している。

そして、次姉の離婚にかんしては、「他方、二女は、亡母がハンセン病に罹患したという噂が広まったことによって、嫁ぐ予定となっていた生田の家から関金町の家に戻されたことが認められる。／しかしながら、この事実は、二女がハンセン病患者の子として差別的な取扱いを受けたことを示すものではあるが、亡母自身が、具体的に、差別的な取扱いを受けたことを示すものではない。そうすると、亡母がこの二女が差別的な取扱いを受けたことによって被った精神的苦痛は、非入所者としての社会の人々から様々な差別的取扱いを受ける地位に置かれたことによる損害の一内容として考慮することをもって足りるというべきであって、前記1に指摘した損害とは別個の損害であると評価するのは相当でないというべきである」（「判決」八四～八五頁）と判示する。

ちなみに、「前記1に指摘した損害」とは、「新法の隔離規定及び隔離政策が、国民に対して、ハンセン病患者は、地域社会に脅威をもたらす危険な存在であり、隔離されなければいけない存在であるという偏見や差別意識を植え付けたことにより、ハンセン病患者は、社会から偏見・差別を受ける地位に置かれることになった。そのため、ハンセン病患者は、様々な生活上の不利益を被り、それによる精神的被害を受けたと考えられる。特に、非入所者は、地域社会において偏見・差別を受けることを避けるために、自らがハンセン病に罹患していることを隠しながら生活を送らざるをえず、そのような生活を送ることを強いられたことによる精神的損害を被ったと考えられる」（「判決」八三～八四頁）というものである。

かかる原審の判示は、庶民感覚とのすさまじい乖離を示していると言うべきであろう。控訴人の次姉の離婚にかんしては、証拠上、「亡母がハンセン病に罹患したという噂が広まったこと」以外の理由が見つからなかったので、やむをえずそれを認めたものの、この被害は次姉が「ハンセン病患者の子として差別的な取扱いを受けた」ということに留まり、亡母にとっては、「非入所者」であることに伴う一般的な「精神的損害」に解消されるものだと言うのだ。

ここでも、原審裁判官は「被害」を「ハンセン病に罹患していることを隠すことの精神的損害」だけに押し込んでしまうという愚を犯している。——自分がハンセン病に罹ったことで娘が嫁ぎ先から帰されてきたことの苦渋が、なぜ「隠すことの精神的損害」に解消されてしまうのか？　普通の生活者であれば、誰一人として、このような馬鹿げた判断はしないであろう(20)。どれだけ多くのハンセン病罹患者が、〝自分がハンセン病に罹ったばかりに、家族に迷惑をかけた〟として、その罪責感に苛まされ続けてきたことか(21)。これは、隠す／隠さないとは別次元の苦渋なのだ。

いまひとつ付言しておきたいことがある。「嫁に行っとった姉も〔離縁されて〕帰ってくる。毎日毎日、泣いとった」という語りは、わたしにとって以前にも聞いた覚えのある語りだということだ。わた

20　わたしと黒坂愛衣は、二〇一一年の三・一一に起きた東日本大震災を引き金として生じた「東京電力福島第一原子力発電所事故」による放射能汚染のために、政府による「避難指示」が発令されることで故郷を離れ、いまだに仮設住宅や借上住宅等での「避難生活」を余儀なくされている人たちからの聞き取り調査も実施している。この二〇一六年三月はじめには、わたしと黒坂も外部委員として加わった長泥記録誌編集委員会の編で『もどれない故郷《ふるさと》ながどろ——飯舘村帰還困難区域の記憶』（芙蓉書房出版、二〇一六年）が出版さ

れ、五年目の三・一一である二〇一六年三月一一日付の『朝日新聞』の「天声人語」全面を使って、この本のことが取り上げられた。

わたしたちが聞き取りをした福島県飯舘村長泥からの避難者のなかには、当時二九歳の息子を、「おまえは若いから放射線量の高いところには戻るな」という親心で、他県にひとり残してきた父親（一九四九年生）がいる。息子は、同世代の友人がひとりもいない環境のなかで体調を崩し、二〇一五年五月、三三歳の若さで他界した。「関連死」である。

この父親の悲しみに対して、〝しかしながら、この事実は、息子が避難生活を余儀なくされたことで「関連死」に至ったことを示すものではあるが、父親自身が、具体的に被害を被ったことを示すものではない。そうすると、父親がこの息子の死によって被った精神的苦痛は、避難生活を余儀なくされる地位に置かれたことによる損害の一内容として考慮することをもって足りるというべきである〟という説示で、世の中の人びとは納得するであろうか？　明らかに否、であろう。

21　註1で、「ハンセン病家族集団訴訟」が始まったことについて触れた。わたし自身、当初は、原告が一〇名を超えることはあるまいと予測していたが、その予測は見事に裏切られ、あっという間に五〇〇名を超えた。一九九八年の「ハンセン病病歴者による違憲国賠訴訟」のときにはわずか一三名の第一次原告だったことを考えると、この原告の多さには感慨深いものがある。こんなにも、《ハンセン病家族たち》は、自分たちも「らい予防法」の被害者であったのであり、国に「謝罪」してほしいと切実に思ってきたということだ。その思いのなかには、これまで「自分がハンセン病に罹ったばかりに、家族に迷惑をかけた」と自己を責め続けてきた元患者の肉親に、「いや、あなたが悪いのではない。悪いのは国だったのだ。その国がやっと謝ってくれた」という言葉をかけてやりたいという気持ちがあることは確実である。――原審裁判官は、資料の字面を追っただけで、ハンセン病問題の肝心なところは何一つ学んではいないように思われる。

しの旧著『現代若者の差別する可能性』（明石書店、一九九二年）に、こういう一文がある。

NIさん（五〇歳）の話。「娘が三人いる。長女は東京の大学を出て、恋愛で結婚した。〔地元に残った〕下の娘たちにも、彼氏ができる。うちへも遊びに来た。それが、プツッと来なくなる。電話で泣いてるんだよね。娘がね」。（四五頁）

背景を説明しよう。東日本における部落差別の現状把握の必要性から、一九八六（昭和六一）年に東京に「東日本部落解放研究所」が設立された(22)。翌一九八七年、わたしたちは、市長が「わが市には、部落はない。差別はない。同和対策は必要ない」と公言していた群馬県桐生市の被差別部落に調査に入った。前述の語りは、そのときの聞き取りである。桐生市では反差別の運動が低調であった状況のなかで、NIは娘たちに「部落出身」を教えてこなかった。年頃になり、恋愛している最中に、相手の男性から突然の交際拒絶の通告。部落出身という自分の立場を知らない娘は、訳がわからないまま、ただ泣いていた、ということだ。要するに、自分が被差別の立場に置かれているということを認識していないということは、いつ襲ってくるかわからない差別の前に無防備で投げ出されているということにほかならないのだ。被差別当事者が自己の立場に自覚的でないことは、そうであっても差別されることはある、ということ以上に、自らを傷つきやすい状態に置いているという意味で、きわめて危険なことなのだ。

控訴人の次姉は、一九五九（昭和三四）年に亡母が「親戚会議」の決定を受けて大阪へと〝脱出〟したときも、なんの連絡も情報提供も受けていなかったぐらいであるから、この一九五七（昭和三二）年の「離縁」のときも、寝耳に水であったろう。「地面の底が抜けたんです」は、藤本としという女性が自分がハンセン病に罹患していることを知らされたときに出た言葉だが、まさに青天の霹靂《へきれき》とも言うべき衝撃を言い表している（藤本とし『地面の底がぬけたんです——ある女性の知恵の七三年史』思想の科学社、一九七四年）。次姉が、嫁ぎ先から突如、実家に帰されたとき、ハンセン病に罹った本人ではないが、降って湧いたように「ハンセン病家族」であるがゆえの差別を受けたものであり、その驚愕は藤本としの体験と本質的に同質のものであると解される。そのようなとき、次姉が、桐生市の被差別部落の女性と同じく、無防備なまま不意に襲ってきた差別を受けて、ただ泣くしかなかったことは、十分に理解できることである。

いま少し、次姉の「離縁」の問題への考察を続けよう。一九五六（昭和三一）年の「経済白書」が「もはや「戦後」ではない」とぶち上げたことは有名だが、次姉が「離縁された」一九五七（昭和三二）年は、社会生活上の習慣から言えば、まだまだ戦後であった。原判決は、次姉について、「嫁ぐため、生田の家で生活していた二女（なお、入籍はしていなかった）」（「判決」七六頁）と、素っ気なく記しているが、これはいまどきの「同棲」といった社会現象を意味するものではない。そうではなくて、まだこの時代、地方には残っていた習俗としての「足入れ婚」であったと考えるのが相当であろう。「足入れ

22　初代理事長は稲葉三千男東大教授（故人）、わたしが専務理事兼事務局長をつとめた。

婚」は、言うなれば「農家の嫁」としての品定めの期間である。そのかん、「嫁候補」が農家の働き手として役に立つかどうかがチェックされる。ときに、「足入れ婚」の期間が長く設定される場合には、「嫁候補」が「石女《うまずめ》」ではないかという点もチェックされた。〝嫁以前の嫁〟として、ひじょうに弱い立場に置かれていた、と言うことができる(23)。——わたしが言いたいのは、長兄の「離婚」と次姉の「離婚」は、まったくの同型として理解できるし、そう理解するのが妥当であるということである。原判決は、一九五六(昭和三一)年ころに「亡母がハンセン病に罹患したという噂が立ち始めた」こと、そして、一九五七(昭和三二)年四月に相前後して、長兄が「離婚」し、次姉が「離縁」されて実家に戻ってきたことを、「認定事実」として認めている(「判決」七六頁)。にもかかわらず、長兄の「離婚」にかんしては、もともと夫婦間が不仲だったのが原因だとして、ハンセン病による差別を認めず、次姉の「離縁」にかんしては、ハンセン病による差別を原因とした。一見して、あまりにも不揃いの認定だ。

原審裁判官が誤解しているのは、「亡母から叱られることが多く」(嫁姑問題!)(24)、「その際に長男(＝夫)が庇ってくれないことを不満に思っていた」ということが、離婚の決定的要因となると想定したことである。現代のように女性のなかにも経済的自立を獲得するひとが増えた時代であれば、「夫婦間の和／不和」が離婚の理由にもなろうが、かつて、女性たちが生きる術《すべ》を、男性に、というよりも「イエ」に、依存せざるをえなかった時代には、夫婦の間柄は一般的に惰性的なものであった。だから、そこに、しかるべき「離婚の原因」(このケースで言えば、「夫の母親がハンセン病に罹った」という噂の流布)が出来《しゅったい》したときに、仮に「夫婦仲がものすごくよかった」ならば、事態が離婚に至るのを抑制する要因として作用することはあったとしても(25)、「夫婦仲の良し悪し」は、虐待・侮辱・遺棄といった態様をとるに至った場合は別として、それ自体は概して「離婚の原因」にまではならなかったと言うべきである。

残念ながら、長兄とその最初の妻との関係は、「夫の母親がハンセン病に罹った」という噂の流布という夫婦間のつながりを引き裂く要因が出現したときに、それを押しとどめるほどの夫婦愛にみちたものではなかった、というだけの話であろう(26)。——そして、この場合、いわゆる「離婚」と言うよりも、亡母のハンセン病の発症により、「妻に去られた」と言うほうが、より正確であろう。——次姉の

---

23 二〇一六年一月と三月の「ハンセン病家族集団訴訟」の提訴以降、わたしたちは原告となられた方々からの聞き取りを精力的に実施しているが、そのなかで判明してきたことの一つに、存外、婚姻届の提出というものが、男女が生活を共にするようになってからずいぶん時間が経過してから、しばしば、子どもの出産を契機としてなされることが多いということがある。その意味で、TMの次姉のケースを「足入れ婚」と捉えるべきではないかとしたのは、いささか勇み足であった可能性もある。ただ、いずれにせよ、法律婚以前の〝事実婚〟の状態は、差別の問題がからんでくると、当事者の立場を弱い者とするという論旨には変わりはない。

24 さきほど、註19で、原判決が、長兄は「昭和三二年四月にその当時の妻と離婚して、関金町の家に帰ってきた」と判示しているのが間違いであると指摘したのは、この点にかかわっている。そもそも、姑と嫁とがひとつ屋根の下で同居しているからこそ、姑による「嫁いびり」が起こりうるのであって、別に住まいを構えていれば、そのような事態には立ち至らないのである。原判決は、背景となる生活実態に対してあまりに無理解であるように思われる。

場合も、同様であった。「嫁の母親がハンセン病に罹った」という噂が流れてきたとき、彼女の立場は「足入れ婚」の仮の嫁という弱い立場に置かれていて、「実家に戻されること」を押しとどめるような夫婦間の絆というか柵《しがらみ》は、まだ十分には形成されていなかったと考えられるのである。

25　少し横道にそれるかもしれないが、愛し合った男女の結婚話が破局に終わるかそうはならないかは、差別偏見による結婚反対の声が強かったかどうかだけではなく、二人のあいだの愛情の強さにもよる。和田武広『はじけた家族――手記・結婚差別』（解放出版社、一九九五年）は、親きょうだいの猛反対を押し切って、被差別部落出身の女性との結婚を成就させた自分自身の体験を綴った本であり、たいへん参考になる。なお、わたしは、著者の和田武広とは、一九八七（昭和六二）年に大阪の朝日放送の「私たちの結婚――愛は差別を越えて」というテレビ番組にそれぞれ出演した縁で、いまでも付き合いがある。

もっとも、国の政策を背景にしての「強制隔離」が情け容赦なく行われたハンセン病問題の場合は、配偶者の一方が療養所に「収容」されたのちに「離婚」に至ったからといって、それをすべて、そもそもの「夫婦愛の薄さ」で説明するのは無理があると考える。

実際、夫が国立ハンセン病療養所「菊池恵楓園」に収容されたあとも、恵楓園の近くに住み着いて、夫に寄り添い続けようとした妻たちがいたことが報告されている。たとえば、菊池恵楓園の入所者であった稲葉正彦（園名）は、わたしたちの聞き取りでこう語っている。

〔恵楓園の近くに、男性が恵楓園に入所したあと、女親が子どもたちと家を借りて住んでいた集落があったと聞いているが、ですって?〕ここからね、二キロぐらい離れたとこですよ。群《むれ》〔という集落です〕。〔そこの集落には〕酒井さんという〔女性の〕町会議員さんがいたの。社会党系の人だったけど、とても理解があって、その人がお世話してくれて。家でんなんでん、「ここに住みなさい」ちゅって世話してくれた。一軒家ですよ。けっこう空き家が〔あって〕。水道の世話でんなんでも、あっという間に区長あたりと話をつけてくれた。だから〔世話になったひとはみんな〕その人に大変感謝してる。〔福岡安則・黒坂愛衣「「一日おきに薬を取りに来い」では勤めが続かず――ハンセン病療養所『菊池恵楓園』聞き取り」『日本アジア研究』第一二号、二〇一五年、一一七頁〕

また、同じく菊池恵楓園入所者の杉野芳武も、わたしたちの聞き取りにこう語っている。

〔ここに夫が収容されたあと、妻が住み着いていた群《むれ》という集落が近くにあったか、ですって?〕ありましたよ。あそこではね、韓国人の人たちがけっこう多かったけど。女性が多かったな。おれが「生活と健康を守る会」なんかをしてたときだから、〔昭和〕四〇年代ですよね。ほとんど、家族援護〔金〕を取ってました。〔その手続きは〕自分たちでして。わたしも、ちょっと、その事務の手伝いばしたことはあるけどもね。県の係ば呼んできてね、それにさせてな。〔あと、まわりの農家の手伝いなんかも〕しながらね。援護金だけではとても〔やっていけなかったから〕ね。たいてい、子どもを持ったりしとったからね。〔そのひとたち〕いつの間にかいなくなってしもうて。〔福岡安則・黒坂愛衣「初めて帰省したのは母の死の直前――ハンセン病療養所「菊池恵楓園」聞き取り」『日本アジア研究』第一二号、二〇一五年、一三七頁〕

しかし、わたしの知るかぎりでは、このような「家族関係」を維持しようとする、言うなれば健気な企ても、そうそういつまでも続くわけではなかった。配偶者がハンセン病療養所に「終生隔離」されているということは、「家族関係の破綻状態」を押しつけられ続けるということであったからである。経済的に持ちこたえられなくなる、あるいは、この状態がいつ終わるかの見通しがもてない、といった状況のなかで、最終的には「離婚」に追い込まれていったようだ。しかし、彼女たちを「夫への愛情が薄かった」と論難することができる人は、どこにもいまい。

そして、控訴人の「語り」によれば、次姉の離婚は、一度ならず二度もあった。

〔わしは、昭和三四年、中学二年の五月に大阪へ転居した母のもとへ行った。〕わしが行ってしばらくして、〔田舎の家を処分したカネで〕十坪ぐらいの、四軒長屋〔の一室を買った〕。そんで、おなじ年の八月、大阪に行ってはじめての盆に〔田舎に〕帰ってきた。そんときに、〔別の家に〕嫁に行っとった姉がね、〔妊娠〕八カ月ぐらいになっとったかな、大きな腹をして、一緒に〔大阪へ〕付いてきた。〔このまま嫁ぎ先にいても〕苦労せないかんということでな。（本書、二六頁）

かかる動向にかんしては、原判決も「亡母及び原告は、昭和三四年のお盆に、一時的に、鳥取に帰省した。その際、鳥取県東伯郡三朝町のI家に嫁いでいた二女が、亡母の下を訪れた。そして、二女は、亡母及び原告とともに大阪に行き、その後大阪で生活するようになった。なお、二女は昭和三四年九月一〇日に離婚〔手続きを〕した」（「判決」七八頁）と判示しているところである。

この次姉の「二度目の離婚」の原因については、原判決も控訴人の「語り」も明示的には示していないが、ここで言及しておかなければならないことは、控訴人の「語り」によれば、次姉はこのとき「中絶」を余儀なくされているということである。

〔次姉は、妊娠〕八カ月もなるような子どもをな、カネで堕ろすようにしましたもの。いまでは

〔医者は〕よぉせんと思うねんけれども。医師法違反になるからな。うちのおふくろがな、カネで〔頼み込んで〕。頭つぶして、出した、ほんま。大きな腹してな、大阪に付いてきて、〔中絶手術を〕しましたよ。男の子やったって言われたな。もう、髪の毛があったと言うとったけどな。〈本書、二七頁〉

亡母が「らい」だとの噂に端を発した一連の出来事のなかで、ひとつの命が消えた。痛ましいことである。

T家をめぐる結婚差別の話は、これに留まらない。TMの「語り」に、こうある。

それから、これだけは話しておかないかんけどな、うちの親戚のKという家ね。父親の妹であり、うちのおふくろの従姉妹〔が嫁いだ家〕。その家が、いちばん被害にあったなぁ。いろんなかたちで、うちのおふくろの話が出て、〔その子どもの〕縁談も破談になった。ようやく結婚して、子ど

26　姑にいびられたら「嫁」は婚家を出ていくというストーリーが単純にまかり通るのなら、世の中に「嫁姑問題」など存在しなかったはずである。かつては、姑の嫁いびり、そして、夫が妻の味方になってくれないということは、嫁にとって「忍従」すべきものにすぎなかった。そして、自分が「姑」の立場になったときには、自分がされて嫌だったことは、息子の嫁にはしなければよいものの、こんどは「姑」として「嫁」をいびる側になっていくという負の関係の反復こそが、「嫁姑問題」であったのである。

も一人おったということやねんけれども、まだ、相当に若かった、昭和四〇年代にな、首吊って死んだと。やっぱりな、つらい思いをしてきておるんだから。……わしが墓参りに行ったときに、〔その妹〕が大泣きをしておった現場も見てますしな。うちらの場合、外へ出てしまったから、そこまでもいってぇへんけどもね。やっぱり、〔おふくろが〕あれぐらいの〔後遺〕障害をもって、〔大阪へ〕出て行った。その姿をみんなが見ておるからな、誤魔化しきかんですよ。（本書、五四〜五五頁）

ここでもまた、亡母の縁者が、一人、自死している。痛ましいことだ。

余儀なくされた「生涯孤独」の選択

そして、控訴人自身の「生涯独身」の現実。TMは、こう語っている。

わしはねぇ、結婚とか家庭とか持つのは諦めたからね。いわば、諦めることによって、ちょっと、楽になりました。そういった面において。わし、〔亡母の病気のことを他人に〕説明するの、気が悪かったけぇ。嫌やったな。だから、まぁ、そういった考え方。すべての人生を諦めた。〔諦めたのは〕親をみにゃいかんと思ったときからな。（本書、二九〜三〇頁）

控訴人が、結婚とか家庭とか持つのを諦めたのは「親をみにゃいかんと思ったときだ」と言うのは、年上の兄姉たちの誰一人として亡母の面倒をみようとせずに、末っ子のＴＭと亡母だけが、大阪の「四軒長屋」に取り残されたときだ。

〔大阪で、最初のうちは、次姉もいたり、四兄も一緒にいたけど、二人とも〕すぐに出てしまって。――ちょっとでも食べていく〔足しにしようとして〕次姉がお好み〔焼き〕屋〔やったけど〕、お好み〔焼き〕屋ぐらいじゃあ、食べていけるちゅうようなあれじゃなかった。わしが〔中学校を〕卒業する前に、次姉は〔ふたたび〕結婚して、〔長屋を〕出てましたよ。〔次姉は〕それだけの体験《あれ》をしとるから、もう、自分の身をかためて、自分を保護するというので、精一杯。ひどいめに遭っちゃったから。

〔三兄は、中学校を〕卒業したあと、自転車屋に奉公に行っとって。そこで、自転車だとかバイクの修理ができる具合になっとった。〔それで〕少しでも米でも〔うちに入れて〕もらえればちゅなことで、〔亡母が〕自転車屋をやらせるねんけれどもな。自転車屋も二年ぐらいで、いかんかったな。〔四兄は〕逃げるのは早かったな。自衛隊に行った、逃げるために。（本書、二六～二七頁）

原審裁判官であれば、控訴人が「結婚をせず生涯を独身で過ごすこと」を決断したからといって、それは本人が勝手に決めたことであって、国が関与したことではない、まして、「ハンセン病家族」であることを理由とした結婚差別をなんら受けていないではないか、と言いそうである。しかし、わたしは、この第三節の冒頭で、差別は構造的なものだと述べた。あらためて、具体的に、社会的差別が「構造的」であるということの意味を説明しよう。

部落差別の問題を例にとろう。江戸時代の「身分制度」が厳格化されていた時代には、そもそも社会事象としての「結婚差別」は起こりえなかった。結婚を前提とした身分を越えての接触自体が制限されていたからである。この状態は、基本的に、一八七一(明治四)年に「穢多非人等の称廃せられ候条、自今身分職業とも平民同様たるべきこと」との「賤称廃止令」が出された後もなお続いたのであり、有名な「高松結婚差別裁判糾弾闘争」が「全国水平社」によって展開されたのは、やっと、一九三三(昭和八)年のことである。この事件は、部落出身者が知り合った女性に「部落出身」を告げずに結婚を申し込み、同棲生活を始めたことが、「誘拐罪」に問われ懲役刑に処せられたものであるが、それに対して、全国水平社が激しく糾弾闘争を展開し、担当裁判長は辞任に、所轄の警察署長は更迭に、担当検事も左遷そして辞任に追い込まれたものである。

要するに、部落出身者の側に部落外の者との結婚は、「身分違い」で望むべくもないという意識が貼り付いているあいだは、むしろ事象としての結婚差別は起きず、自分たちも同じ人間であるとして、「人の世に熱あれ、人間に光あれ」との言葉で結ばれる「水平社宣言」のような人権意識が芽生えてきた段階で、事象としての結婚差別が多発するようになるわけである。——わたしが何を言いたいかと言えば、亡母のハンセン病罹患の噂が立ったことによる、長兄の、そして次姉の、度重なる結婚の破綻を目の当たりにしてきた控訴人が、事前回避として「結婚しないこと」を選択したということのほうが、直接「結婚差別」を体験するよりも、もっと差別の壁は厚く差別の溝は深いのだ、ということである(27)。

そして、控訴人が、ハンセン病に罹患し、ハンセン病の後遺症をもつ亡母と一緒に暮らしていく限り、結婚は望めない、諦めたほうがよい、と考えたことは、けっして単なる杞憂ではなかった、と言わざるをえない。熊本地裁に向けて「ハンセン病家族集団訴訟」が提訴されるという動きのなかで、新聞各紙がこの問題を大々的に報道し始めた。『朝日新聞』二〇一六年二月四日付は、「差別・偏見　子も苦しめた／ハンセン病隔離政策　一五日に集団提訴／「うつる」結婚破談に」の見出しのもと、熊本市在住の男性の「引き裂かれた結婚」の体験を、次のように報道した。

「治る病気なのに隔離を続けた国に、家族のつらい人生を知ってもらいたい」。熊本市の三〇代男性は、父が元患者だ。国立ハンセン病療養所「菊池恵楓園」(熊本県合志市)近くのアパートで家族で暮らした。

27　予感される差別の壁、心の溝を前にして、マイノリティ集団に属する側の人間が、結婚とか、結婚につながる交際に対して臆病になり、自らの殻に閉じ籠もってしまうことは、多々あることである。わたしは、在日韓国・朝鮮人問題の研究で「博士(社会学)」の学位を取得しているが、在日問題の研究を始めたばかりのときにも、当事者のそういう語りに出逢っている。一九六六(昭和四一)年生まれの在日三世の、通名・香

山梢、本名・崔貞姫（ただし、いずれも本を書いたときの仮名）とは、わたしが千葉県立衛生短期大学に助教授として勤めているときに、わたしの担当する「社会学」の受講生として出会った。彼女が卒業後に聞き取りをさせてもらった。

Q——だれか日本人の男の子を好きになるというの、ブレーキがかかる？（中略）どっかで、〔異性を好きになるのに〕ブレーキがかかっていると思う？

A——あると思います、すこーしは。私、ほんと、〔男の人を〕好きになるとかいうのはないから。けっこう諦めちゃったりするから、すぐ。ああ、いいな、と思っても、それ以上あんまり行動にあらわさないとかするから。（福岡安則・辻山ゆき子『同化と異化のはざまで——「在日」若者世代のアイデンティティ葛藤』新幹社、一九九一年、七六〜七七頁）

その後、彼女が結婚したのか、していないのか、結婚したとして、どんなひとと結婚したのか、わたしは知らない。ただ、この聞き取りの場面で、マジョリティとマイノリティのあいだの「溝の深さ」を痛感したことは、はっきり覚えている。控訴人の場合は、一〇代で自分は「結婚しない」で生きていくと決断し、その通りに生きてきたのだから、彼が感じさせられてきた「壁の厚さ、溝の深さ」は凄まじいものだと言わざるをえない。

もう一例をあげておこう。今度は、まさに「ハンセン病家族」のケースである。黒坂愛衣『ハンセン病家族たちの物語』の第六話「病気じゃないのに療養所へ」の語り手・鈴木さち子（仮名）の語りである。

さち子さんは職場の同僚からプロポーズされ、十九歳で結婚。当時の心境について次のように語る。

こんなに早く、十九歳で結婚するなんて思わなかったんです。結婚というのはあんまり〔考えられなかった〕。親が敬愛園《あそこ》に入ってるんで……。

結婚を申し込まれて、言わないといけないじゃないですか。「じつは、わたしは〔昔〕こういうところにいて、うちの親がこういうところに〔いる〕」。親がいなければ言わなくてもいいけど、実際いるから。うちの〔夫〕に言ったときもやっぱり即答はできなかったです。「一晩考えさせてくれ」と。次の日に「それでもいいから」って。

「ダメ」っていう〔答えが返ってくる可能性〕の〔ほう〕が多いと思った。言ってるときは〝もう終わりだな〟ってかんじ。そういう気持ちでないと言えなかった。

結婚前、相手の男性とは二年半ほどの交際期間があった。さち子さんとしては、当初は「結婚すると思わないでいた」。

たぶん〔結婚につながるような交際から〕逃げてたと思う。あの頃はもう、男も女も、若い人がいっぱいだったんです。だから、グループではね、けっこうおつきあいはしてたけど。でも、個々になると、どっかで遮断する自分があったんです。この人とも〔デートの誘いを〕何回も断ってる、わたし。それでも何回か何回か〔言って〕きたから、いま一緒にいるようなもので。〔むこうが〕めげてたら、一緒にはなってなかった。やっぱり否定するとこはいつもあったような気がする、一対一でつきあうのは。（二一五～二一六頁）

本人はハンセン病に罹患していないにもかかわらず、中学卒業までハンセン病療養所「菊池恵楓園」と「星塚敬愛園」に入所していた鈴木さち子の場合には、結婚を申し込んだ相手の男性が、彼女の立場が「ハンセン病家族」であることを知らされても心変わりしなかったおかげで、無事に結婚できた。いずれにせよ、恋愛に怯え、結婚を避ける気持ちは、控訴人ＴＭの気まぐれではなく、社会的マイノリティの立場に置かれた人間が往々にして抱かせられるものなのである。いま問題となっているハンセン病への差別偏見が「強制隔離政策」によって作出・助長されたものである以上、かかる意識を持つこと自体、まさしく、「ハンセン病家族」が被った《被害》のひとつだと捉えられる。

男性が高校生になったころ、授業でハンセン病を取り上げた劇を観賞した話を父にした。父は顔をこわばらせて、自分が元患者だと初めて告白した。「差別を受ける」「人からあまり好かれない」と言った。

それ以来、男性は友人や同僚に「元患者の子」であることを隠し通してきた。

一〇年ほど前。結婚を考える交際女性に父のことを話した。女性は受け入れてくれたが、女性の両親は違った。「娘に病気がうつる。どう責任を取るんだ」。無理やり別れさせられた。

毎晩のように泣いた。「この先、結婚できるのか」。不安の矛先を父に向け、「病人は近づくな」と当たった。父も「ごめんな、俺のせいで」と涙を流して謝った。

振り返れば、学校行事に来るのはいつも祖母。父が運動会に現れたことはあったが、昼食は車の中で二人だけでとった。「偏見を受けてきた父なりに気にしていたのでは」といま思う。

男性はその後、結婚したが、一度受けた差別への恐怖を拭えない。幼い娘に父のことを伝えるべきか。迷い続けている。

わたしたち自身も、菊池恵楓園からの退所者の男性A（一九四三年生）から、自分の娘が結婚差別を受けた話を聞いている。

子どもが、彼氏ができて。うちに連れてきたんです。〔相手の青年は〕まだ、二四、五だったかな。〔そして〕うちの子が、一二三か、四ぐらいだったかなァ。そしたら、「お父さんの顔見て、びっくりした。もう付き合いはやめる」と〔言われたって〕。「お父さんがこわい、と言われた」って(28)。

『朝日新聞』の取材に応じた青年が、いま三七歳。「ハンセン病家族集団訴訟」の第一次原告五九名中の最年少である。結婚差別を受けたのは二〇〇六年のことだ(29)。Aの娘は一九七六年生。差別を受けたのは、二三、四歳のときだというから、一六年ほど前のことだ。——いまだに、「ハンセン病家族」であることを理由にした結婚差別が横行している、と言い切ってよいだろう。その後、Aの娘が結婚したという報告をわたしたちは受けていない。いまだに、心の傷を負ったままである、と考えられる。

控訴人が少年時代に抱いた結婚への不安は、けっして杞憂ではなかったのだ。差別されることを恐れて、人生の上で大事なことであっても、それを事前に諦めることで、差別を回避する行動。それも、《被害》の実態のひとつなのである。

「なにかをしないこと」「なにかをなしえないこと」も《被害》を構成するということが理解できなければ、差別というものが「構造的」であるということを理解できない。ハンセン病患者に対する「強制

28　黒坂愛衣「子どもが差別を受けたことがいちばん悲しい——ハンセン病療養所退所者の六〇代男性からの聞き取り」日本解放社会学会誌『解放社会学研究』第二二号、二〇一〇年、一六二頁。娘が恋人から「お父さんの顔見て、びっくりした」「こわい」と言われたとあるが、Aの後遺症はそんなにひどくはない。唇が歪んでいる程度の顔の後遺症である。

隔離政策」の一環として展開された「優生政策」を例にして、説明しよう。

わたしは、「ハンセン病問題に関する検証会議」の「検討会」のなかに設置された「被害実態聞き取り調査班」の責任者として、二〇〇三年に「調査員のためのガイド付き「ハンセン病問題被害実態調査」調査票」を作成した。その「優生政策」の項目では、わたしは以下のように書いた。


ハンセン病の患者さんたちにたいする「絶対隔離絶滅政策」を考えるとき、《入所の強制性》とならんで重要なのが、《優生政策の貫徹度》だと考えています。つまり、ハンセン病の患者さんたちをひとり残らず療養所に閉じ込め、そして、子どもを産ませないことで、その絶滅をはかる、というのが、「絶滅政策」なわけです。

青木美憲先生(30)が一九九七年に「邑久光明園」で行った調査によれば、男性一七三名中五九名

29　新聞報道では「一〇年ほど前」とあるのに、なぜ二〇〇六年のことだと特定できるかと言えば、わたしたちは、この青年の父親である退所者男性からも聞き取りをしているからである。また、その父親が再婚した女性(青年にとっては継母)が、二〇〇七年に富山で開催された「第二回ハンセン病市民学会」の「家族部会」で、次のように発言している。

私の主人は元ハンセン病の人です。

お互いバツイチ同士で、二十数年前に知り合い、お互いの子どものことが縁で今に至っています。

ここで声を大にして言いたいことがあります。昨年〔＝二〇〇六年に〕起こった主人の息子の結婚問

題です。

　息子は四年間付き合った人があり、本人同士はどうしても結婚したいと意志は固いようでした。結婚するのであれば、彼女の両親にも本当のことを言って、嘘隠しなく〔結婚〕した方がいいと思い、息子本人が彼女の両親に会い、父親のことを話しましたところ、その結果大反対を受けることになってしまいました。

「ハンセン病がうつる」とか、「子どもができたときに病気になって生まれてくる」とか、「弟の結婚にひびく」とか、〔二〇〇三年に起きた〕黒川〔温泉〕のホテルの〔ハンセン病元患者の宿泊拒否事件の〕ことなど、様々なことが言われ、「そういう人と縁組したくない」と言われました。ふたりは一生懸命説得しようと努力したけれど、だめでした。〔義理の〕息子は相当ショックを受けて、涙を流し、しばらくの間は立ち直ることができませんでした。

　私にも一人〔自分が産んだ〕息子がいます。主人の実子ではないので関係ないかと思っていたら、今度のことがあって初めて、実は同じようなことが七、八年前にあったということを話してくれました。彼女の両親から、「お母さんがハンセン病の人といっしょにいるのなら、もう娘とは付き合わないでほしい」と言われたそうです。息子は当時は私たちに言えなかったようです。それを聞いて私はとてもショックでした。でも、息子は、そういう人ならこちらからお断りと思うような息子です。その息子も良い出会いがあり、今年結婚することになりました。彼女は主人の病気のことを理解してくれています。けれど、彼女の両親は知りません。隠しています。

　今から、まだまだ大変なことがあるかもしれませんが、ひとつひとつ乗り越えて、頑張っていきたいと思いますので、どうか皆様のお力とご協力、ご支援を賜りたく思います。（『れんげ草』第七号、三四～三五頁）

（三四・一％）が断種手術を受け、女性一二八名中二二名（一七・二％）が堕胎を経験しています。男女あわせると、三〇一名中八一名（二六・九％）が断種もしくは堕胎の手術を受けた、ということになります。では、この二六・九％の人たちだけが「優生政策」の犠牲者なのでしょうか？　そんなことはないですよね。夫が「断種」させられていれば、その妻は「堕胎」を経験していなくても、子どもの出産はできないわけですから、その妻も「優生政策」の犠牲者のはずです。逆もしかりですよね。

さらには、療養所入所者の方は、男女の割合がアンバランスでした。一九九七年の「邑久光明園」での調査協力者は、男性一七三名 対 女性一二八名でした。二〇〇二年六月時点での「駿河療養所」での、本多康生さん(31)の調査への協力者は、男性八〇名 対 女性四四名です。明らかに、男性のほうが多いのです(32)。そうすると、男女比のアンバランスの結果、結婚したくても、相手がみつからなくて結婚できない男性たちが大勢いたことになります。――この時点で、彼らは「優生政策」の犠牲者ですよね。

あるいは、ハンセン病にかかったからには、子どもはつくらないほうがいいのだ、と自分で決めた人も、「優生政策」の推進者の側からみれば、もはや、断種・堕胎をしなくても、〝処理済みの人〟ということになりますよね。

等々というかたちで考えていきますと、「優生政策」の対象外となったのは、ハンセン病にかかる前から、なんらかの理由で、生涯独身を貫くと決意していた人ぐらいになります。そして、「優生政策」の網の目をくぐれたのが、数は少ないけれども、園内での結婚により、妊娠し、お目こぼしで、あるいは、実家などへの里帰りが許されて、出産できたケースということになります。

以上のところを、全体的に押さえたいと思っていますので、《入所の強制性》のときとおなじように、語り手の方のお話をじっくり聞き取ることで、どの回答選択肢に該当するかを判断してください。また、さまざまな体験についての詳しい聞き取りもお願いします。

まだわたし自身がハンセン病問題で当事者からの聞き取りをしておらずに、文献を読み漁っただけの時点での考察なので、「「優生政策」の対象外となったのは、ハンセン病にかかる前から、なんらかの理

30 青木美憲は、現在、国立ハンセン病療養所「邑久光明園」園長。

31 本多康生は、現在、福岡大学人文学部講師。

32 かつて、政策に基づいて「強制隔離」が押し進められていた時代には、ハンセン病療養所の入所者の男女比は二対一とも三対一とも言われた。ハンセン病の発症率が圧倒的に男性のほうが高かったからである。しかし、新規入所者が減っていくなかで、ハンセン病療養所内の男女比は、入所者の死亡によって、その構成を変えていった。つまり、男性に比べて女性のほうが長生きゆえ、現在では、ハンセン病療養所内の男女比は逆転して、女性のほうが多くなっている。わたしが療養所を訪ねた直近のデータでは、二〇一六年一月二五日現在、菊池恵楓園の入所者二七七人のうち男性一二三人、女性一五四人であった。他の療養所も同様の傾向を呈している。「ハンセン病問題に関する検証会議」による検証作業が行われた二〇〇〇年代前半は、まだ男女比が逆転するには至っていなかったが、その差が縮まっていた時期であった。

由で、生涯独身を貫くと決意していた人ぐらい」とか「「優生政策」の網の目をくぐれたのが、数は少ないけれども、園内での結婚により、妊娠し、お目こぼしで、あるいは、実家などへの里帰りが許されて、出産できたケース」とか述べている箇所など、甘いところが目立つ(33)。

それはともかく、わたしが「調査票」に託した考えは、「優生政策」は子を産むことの禁止である以上、「断種」された男性だけが、「堕胎」もしくは「不妊」の手術を施された女性だけが、被害者ではない、ということである。夫婦をペアで考えた場合、夫が「断種」されていれば、妻は「堕胎」もしくは「不妊手術」をされていなくても、夫婦ともに被害者である。さらには、隔離収容された療養所内では、発症率の違いにより、圧倒的に男性が多く、女性が少なかった。それゆえ、療養所内では、生殖行為の相方に恵まれなかった男性が入所者の半数を越えていたのだ。かれらも、まさに、「優生政策」の被害者であった。すなわち、「断種」の対象とすらされなかった入所者のほうが、「脱走」によって子を持つ可能性さえ奪われていたという意味では、徹底した被害者であったのだ。――この場合では、「なにかをされなかった」者のほうが、ある意味で、より根底的な被害者であった、と言いうるのだ。

それとおなじで、控訴人TMは、中学生にして、ハンセン病差別ゆえの長兄と次姉の結婚の破綻を目の当たりにしていたのであり、若くして、自分は結婚しないで、ハンセン病罹患者の亡母の世話をしながら生きていくと決意し、結果的にも、いまに至るまで独身を通している。「強制隔離政策」「無癩県運動」という国をあげての過ちがなければ、いまごろ、控訴人は、ともに年を取った配偶者、子世代の夫婦、そして孫たちに囲まれた生活をしていたのではないかと思えるのだ。それを奪ったのは、国の過てるハンセン病政策であったのだと結論づけることに、異を唱えることができる人がいるのだろうか？

33　すでに縷々述べてきたように、「生涯独身を貫くと決意」したこと自体が、差別偏見に取り囲まれるなかで醸成された意識でありうるし、長年にわたって当事者からの聞き取りを実施してきたが、妊娠中の者が出産のための「里帰り」を園当局から認められたなどというケースには、ついぞ出逢ったことはない。そうではなくて、黒坂愛衣『ハンセン病家族たちの物語』の第2話「園を脱走してわたしを産んでくれた」の語り手の宮里良子（一九四四年生）の場合は、「妊娠七ヵ月」で両親が「星塚敬愛園」を脱走してくれたから、堕胎されて胎児標本になることを免れたのだ。あるいは、二〇一五年に東京で開催された「第一一回ハンセン病市民学会」（ちなみに、わたしがその実行委員会事務局長をつとめた）の「分科会C　家族——いま初めて語る家族の思い」で、沖縄在住の高校生がこう語った。「〔わたしの〕祖母は、妊娠が許されないなかで祖父と出会い、恋をし、私の父を身籠もってしまったのだ。祖父も祖母もハンセン病患者として屋我地島〔＝ハンセン病療養所「沖縄愛楽園」〕に隔離されていた。当時の屋我地島には本島から橋が繋がっておらず、本島への移動は舟によるものだった。祖母に宿った命を守ろうと、祖父の友人のおじ三人が舟を探し、誰にも気づかれずに、真夜中に、祖父母を逃がしたらしい。／祖父は、屋我地島に連れていかれて数年後に亡くなっていたそうだ。もしあのとき、祖母が〔愛楽園から〕舟で逃げることができなかったら、〔祖母のおなかのなかにいた〕父も〔生まれて〕いないわけで、もちろん私もいない。そう考えると、今、こうして私が生きていることは奇跡だと思った」（『ハンセン病市民学会年報　二〇一五』解放出版社、二〇一六年、一一九〜一二〇頁）。——脱走によって、かろうじて奇跡の命がつながれていったというのが、現実なのだ。とても「お目こぼし」などという悠長なことが起きていたわけではないのだ。

「入所勧奨」に言及がない原判決

控訴人は「語り」のなかで、「〔祖母の弟のMSが言うには、町の〕保健所長が診に来て、「早いこと〔ハンセン病療養所へ〕連れて行っちゃえ」という見解《へんじ》やったと。こっちのほうでは、「愛生園」ちゅなこと言やしない。「早いこと、島に連れて行っちゃえ」と。保健所長はな、医師の資格を持っておったからな、そのぐらいの権限はあったということ。だから、保健婦さんがな、しょっちゅう〔うちに〕来ておったんですよ」（本書、二〇頁）と語っている。「語り」では削った「聞き取り」では、「しょっちゅう、あの、関金町の保健婦のAさんという人がな、毎日来ておったんですよ。行くまで来ておりましたね、大阪に」と語られていた。――これは、明らかに、執拗な入所勧奨が始まっていたことを示す語りである。

しかるに、原判決がこの「入所勧奨」にまったく言及していない点は不可解である。なぜなら、敗戦前までは内務省の所管ゆえサーベルをさげた巡査が、戦後は厚生省の所管となって白衣姿の保健所職員が、「らい」患者がいると思しき家を繰り返し訪問して、療養所への入所を勧める「入所勧奨」は、隔離収容の強制性をきわめて強く示す行為であったのだ(34)。

わたしは、先述の「検証会議」の被害実態聞き取り調査のために作成した「調査票」の「強制入所」の項目では、次のように書いた。

34　物理的強制だけが「強制」、ということはないですよね。ほんとは嫌なのに心理的圧力のなかで

たとえば、栗生楽泉園の入所者であった鈴木時治（一九二六年生、故人）は、次のように語っていた。

〔昭和一五年ころ〕藤岡警察署の警察官がわたしの家にやって来て、父に「古物商の鑑札と帳面を見せろ」と言ったようです。時計商は中古時計も下取りするので、古物商の免許が必要であり、父はその免許を受けておりました。警察官は、中古時計の取扱状況を記した帳面や鑑札を差し出す父の手元を見て、「その手はなんだ」と咎めました。父は、とっさに「リュウマチです」と誤魔化したそうです。そんなことがあってから間もなく、今度は別の、衛生係の警察官が毎日のように店にやってきて、療養所や保育所の写真を見せながら、「親子は近い場所で暮らせるし、学校もある。入所の手配は警察のほうでする」などと話し、家族ぐるみ全員で療養所へ行くよう強く奨めるようになりました。その奨め方は、あるときにはやさしく、また、ときには客の自転車が道路にかかっているなどの些細な事柄を咎めつつ、強い口調により何度も続きました。当時父は、妻を失って気弱になっていたこともあって、療養所行きを渋々了承しました。そして、時計店を廃業し、その土地建物も二束三文の安値で売却し、入所に備えました。すると、あれほど療養所行きを強く奨めていた警察は、その後の手配らしきことを一切しませんでした。

このかん、わたしたち家族は、店の売却代金を生活費に充てながら、警察からの連絡を待っておりました。あまりにも日数がかかるので、警察のほうに問い合わせると、奥地のほうから入所する人たちとの関係で時間がかかっているとのことでした。（『栗生楽泉園入所者証言集（上）』一九二～一九三頁）

執拗な「入所勧奨」の前に、なす術もない様子が語られている。

拒み通せなかったとか、自分の意思で入所を決めたというけれども、じつは他の選択肢はなかった、というのも、ほんとうの意味での「任意」とは言えませんよね。

そこで、療養所への入所もしくは収容体験を具体的に聞き取ることで、ほんとのところはどうだったのかを判断していただきたいのです。具体的な語りの内容は、複数の回答選択肢にまたがるような場合も多いかと思いますが、しいていえば、どのケースに当たるかを判断して、一つだけに○を付けてください。

回答選択肢として用意したのは、「一、物理的強制による入所」「二、心理的強制による入所」「三、きちんとした説明なき入所」「四、他の選択肢なき（一見任意での）入所」「五、その他」です。

一、物理的強制による入所

県の衛生課の職員、警察官、保健所の職員による、有無を言わせぬ《物理的強制による収容》ということです。具体例としては、「警察、衛生課が家に来て無理矢理入所させられた」。

二、心理的強制による入所

物理的に強制されたわけではないが、とても入所を断れないと思った、というケースを考えています。ここには、県の衛生課の職員、警察官、保健所の職員、村長をはじめとした役場の職員による《執拗な入所勧奨》と、それ以外の、むしろ、家族を含む、患者さんにとって身近な人たちによるある種の説得が、該当します。

三、きちんとした説明なき入所

現代風に言えば、《インフォームド・コンセントなき収容》のことです。ひどい場合には、《だまされるかたちでの入所》となります。療養所に行けば短期間で治ると言われたケースや、そもそも行き先が「ハンセン病の療養所」とは知らされずに、連れてこられたケースなどが該当します。

四、他の選択肢なき（一見任意での）入所

《主観的には任意の入所》が、ここに該当します。「主観的には」という限定付きのところがポイントです。療養所に行く以外に治療の方法はないと思ったケース、自分や家族が差別から逃れるには療養所に入る以外ないと思ったケース、家族にハンセン病をうつさないためには療養所に入る以外にないと思ったケース、などなど。熊本地裁の判決で、療養所以外での治療の体制を作らなかったことの問題、ハンセン病に対する偏見・差別をかきたてたのは国の政策の責任、また、感染力がきわめて弱いにもかかわらず恐ろしい伝染病であるかに煽りたてたのも国の責任ということが認定されており、いずれのケースでも、《主観的には任意の入所》というものが、構造的には「任意でない」ことになります。

五、その他（具体的に）

調査ですので、ほんとの「任意の入所」がありうるかもしれないということで、この回答選択肢を用意しておきます。ただし、たんに、ご本人の主観としては任意だが……という可能性がありますので、「五、その他」に○を付けるときは、必ず余白に詳しいメモをお願いします。具体例としては、たとえば、「大阪の大空襲で住むところがなくなり入所」というのは該当するかもしれません。

これは、実際に調査をやってみた段階でも、われながらよくできた整理だと思っている。調査ゆえに予想外のどんな回答もありうるかもしれないということで、念のために「五、その他」を用意したが、それ以外の「一、物理的強制による入所」から、「二、心理的強制による入所」「三、きちんとした説明なき入所」「四、他の選択肢なき（一見任意での）入所」までの、すべての回答が、論理的には、《入所の強制性》を示すものである。そうはいっても、「三、きちんとした説明なき入所」「四、他の選択肢なき（一見任意での）入所」については、その強制性を理解してもらうには、一定の説明を必要とするだろう。それに比べて、「一、物理的強制による入所」のみならず、「二、心理的強制による入所」の強制性も理解しやすい。その核をなしているのが「入所勧奨」だったのである。にもかかわらず、原判決は、この「入所勧奨」には言及していない。なぜか。

わたしが推察するに、「らい予防法」の条文からだけ事柄を考えていく原審裁判官の頭のなかでは、届出もない、そもそも医師による「らい」との診断もない、とすれば、「入所勧奨」などありうるはずがないとしか考えられなかったのであろう。なぜなら、「らい予防法」は、その第四条（医師の届出等）で、「医師は、診察の結果受診者が患者（患者の疑のある者を含む）であると診断」したときは「七日以内に」「都道府県知事に届け出なければならない」とし、第五条（指定医の診察）で、「都道府県知事は、必要があると認めるときは、その指定する医師をして、患者又は患者と疑うに足りる相当な理由がある者を診察させることができる」と規定し、第六条（国立療養所への入所）では、「都道府県知事は、らいを伝染させるおそれがある患者について、らい予防上必要があると認めるときは、当該患者又はその保護者に対し、国が設置するらい療養所に入所し、又は入所させるように勧奨することができる」「2　都道府県知事は、前項の勧奨を受けた者がその勧奨に応じないときは、患者又はその保護者に対し、期限を定めて、国立療養所に入所し、又は入所させることを命ずることができる」「4　第一項の勧奨は、前条に規定する医師が当該患者を診察した結果、その者がらいを伝染させるおそれがあると診断した場合でなければ、行うことができない」と規定している。原判決の認定によれば、控訴人の亡母の場合、医師からの県知事への届出がなかったのであるから、そもそも「指定医による診察」も行われておらず、ゆえに「入所勧奨」はありえない、ということになってしまう。それゆえ、控訴人が「語り」（甲第三〇号証）で具体的に述べていた、事実としての「入所勧奨」には、いっさいの言及を避けざるをえなかったのであろう(35)。

ここでもまた、原審裁判官の、ハンセン病問題の現場レベルでの実態への無知が露呈していると言うべきであろう。「強制隔離政策」および「無癩県運動」という、国と社会をあげての「らい患者狩り」が展開していた状況では、事は「癩予防法／らい予防法」の規定する手順通りに進められたわけではなく、警察官もしくは保健所職員、地方自治体の担当職員、さらには、前出の飯野十造牧師のような篤志家までが、自発的・主体的に、事実上の「入所勧奨」を推進していたのである。わたしの理解するところでは、患者およびその家族に、患者の療養所への入所を受け入れざるを得なくさせたのは、まずは「噂」であり、そして「入所勧奨」であったのだ。そして、「らい予防法」は第二六条（罰則）において「医師、保健婦、看護婦若しくは准看護婦又はこれらの職にあつた者が、正当な理由がなく、その業務上知得した左の各号に掲げる他人の秘密を漏らしたときは、一年以下の懲役又は三万円以下の罰金に処する。／一　患者若しくはその親族であること、又はあつたこと。／二　患者であつた者の親族であること、又はあつたこと」「2　前項各号に掲げる他人の秘密を業務上知得した者が、正当な理由がなく、その秘密を漏らしたときは、六月以下の懲役又は一万円以下の罰金に処する」と規定していたにもかかわらず、この法令違反が日常茶飯事に行われ、それが取り締まられたためしがなかったのである。

つまり、第二六条は〝この家から「らい」患者が出た〟ということを、職務上知った者はそれを秘密にしなければならないというものであるが、これは「ざる法」だったのである。わたしの理解するかぎり、地域社会に〝この家は「癩患家」である〟と知らしめたものは、「噂」であり、サーベルをさげた巡査なり白衣の保健所職員なりが、これみよがしに訪問を繰り返す「入所勧奨」であり、そして、「らい」患者の出た家を真っ白にする「消毒」（「消毒」は「予防方法」のひとつとして「らい予防法」第八条、

第九条で規定されていた）であったのだ。

T家の場合、「噂」が先行し、そして「入所勧奨」までがなされたのであるから、地域社会において、T家が「らい」患者を出した家だという烙印は、広く知らしめられ、そして、いったん刻印されたその烙印は、容易に薄らぐことはなかったと言うべきである。

関金町山口のT家とは、どんなイエだったのか

控訴人TMが生まれ育ったT家とは、どんなイエであっただろうか。迂遠なようであるが、ここで、TMの「聞き取り」で得られた情報を主たるデータとして、おおよそのところを見ておこう。TMの肉親たちの言動を理解するには欠かせぬ情報であると、わたしには思われるからである。

TMが生まれ育ったT家の所在地は、現在では鳥取県倉吉市に併合されているが、かつては、鳥取県東伯郡関金町《せきがねちょう》山口であった。岡山県との県境に近い山村であり、山口という集落は戸数二十数戸であ

35　わたしの理解するところ、裁判は「証拠」に基づいて判断される。わたしが携わってきた社会学は「データ」に基づいて議論を進める。同様の推論の構造を備えていると言ってよいだろう。わたしたち社会学の領域において、自分の仮説に合致するデータだけを拾い、不都合なデータには目をつぶるような議論の進め方をしたら、それが学位請求論文であったとして、合格点をもらえることはまずない。裁判でも、裁判官の心証に合致する証拠だけで判決を書き、不都合な証拠には論及しないというのは、禁じ手なのではあるまいか。

った。そのなかで、T家は、「佐々木源氏」の流れをくむと言い伝えられ、かつては「中原家改め伊藤家」を名乗り、さらに「元禄の時代にTになった」という。そして、「明治初期」には「判任官《はんにんかん》」(36)を務めていたという。その人が神道の一派の「黒住教の教師《せんせい》」でもあって、「関金町にだいぶ広めた」という。実際、二〇〇六年一二月二三日、TMからの聞き取りを終えたあと、わたしたちは彼の案内でT家の墓所を見せてもらったが、黒住教の定めに則った立派な墓石であった。――TMの生家は、そのような旧家の本家であったのだ。

暮らしぶりはと言えば、「暮らしはねぇ、そんなに、飯をはずしたりなんかする家ではなかったね」「農村といっても、年に二回ぐらいは、蚕を飼ったり。田んぼも、当時は八反から九反あったかな。〔それと〕裏山がうち〔のもの〕やったからな。〔父の死後、大阪から戻ってきて跡を継いだ〕長男がちょっと山を売って、また田んぼなんか買うたからね、結局、一町ぐらいにしとったけどな」「田んぼはね、大きな棚田《たなだ》とちがうよ。こんまい棚田。小さい段々を何個も集めて、一反つくることになる、というようなね。まぁ、そういった場所でしたね。〔でも〕ムラのなかでは、いちばん百姓をしとったということが言える。ムラの平均反別が二反ぐらいのところでな。もう、炭焼きだけで〔細々と〕生計を立てておる家《ところ》もあったからね」「当時は、馬も飼ってたし、牛も飼っておるし。ふつう、「こんにちわぁ」っていって農家に入っていけば、玄関先で「モオー」と。そんな家が多かった。いちおう、うちだけは〔母屋とは〕別に馬小屋と牛小屋があった〔けどな〕」。――山村ではあるが、山口という集落のなかではT家が有力なイエであったことが、TMの「聞き取り」から十分に伝わってくる。

そして、姻戚関係を見ていくと、T家は同一集落内および近隣集落の有力なイエとのあいだに濃密な結び付きを形成していたことがわかる。TMの父方祖母はM家の長女であったが、T家に嫁入りした。TMの亡母はN家(37)の次女であるが、その父親は元々M家の次男であったものが、N家の婿養子となったものである。つまり、TMの父方祖母とTMの亡母の父(＝母方祖父)は、姉弟の関係にある(つまり、TMの両親はイトコ婚にあたる)。また、TMの次兄が子どものときに養子に出されたU家(38)は、そもそも、TMの亡母の叔母にあたるN家の末娘の嫁ぎ先であったが、子に恵まれず、TMの次兄を跡取りとして養子に迎えたものである。——すぐには理解が難しいほど入り組んだ親戚関係・姻戚関係のからみあいであるが、かつての農村では、社会階層的に高い位置を占めていたイエどうしのあいだでは、このような現象は珍しいものではなかった(39)。

このような親戚関係・姻戚関係のからみあいのなかで、TMの次兄が子どものときにU家に「養子」にやられたということのもつ意味も、押さえておかなければならない。このことが、のちのちまで、次

36 「判任官」とは、天皇の委任を受けた地方長官などによって任命される官職であり、高等官(親任官・勅任官・奏任官)の下に位置づけられていたとはいえ、誰でもがおいそれとなれるものではなかった。

37 単純にイニシャル化すると「M家」となるが、それだと表記が重なってしまうので、一つずらして「N家」とした。

38 この場合も単純にイニシャル化すると「T家」となるが、やはり表記が重なってしまうので、一つずらして「U家」とした。

兄とTMとの不仲の一因となっていると思われるからである。
TMは、一九六七（昭和四二）年に母と一緒に大阪から鳥取県大栄町の由良宿へと引き上げてきて、五年ほど母と二人の生活を続けたあと、出稼ぎに出るようになった理由を「聞き取り」でこう述べている。

〔地元の運送会社で働いても稼ぎは〕安かったよ。でも、いちばん本質的な面はね、やっぱり、次兄の根性がわかったから、嫌になった、田舎というところがな。それがいちばん。「六つのときに〔他家の〕養子《こども》にやらされたっていう意味がわかんだかぁ！」ちゅな話だでな。「いらん子は、〔他家の〕養子《こども》にやるもんだ」ちゅなこと言ってな。それ聞いたら、もう嫌になった。〔次兄にしてみたら〕それは大変であったということは事実やけどな、わしに言ってみたって知らんやんか、そんなこと。わし、〔次兄が〕養子《こども》にやられた当時なんか生まれてもせぇへんわ。〔年が〕一四も違うのに。〔次兄が養子に出されてから〕八年もたって、わし生まれとんじゃ。……〔次兄は、養子に出されたことを〕恨んどった。

次兄が養子先で苦労をした原因は、半農半漁を業としていた養父が「海の事故で」死ぬという不幸があったからだ。
亡母がいちばん心配して、相当に〔無理をしてでも、U家の百姓仕事に〕手伝いに来とんねんけれどもな、〔次兄は〕その意味さえもわかって、いいほうには取ってくれてなかった。わしの親父は兵隊に行っとるしね。〔母親は〕ひとりでこんなことしよった。それが、無理が祟ったんとちがうかな、というのがわしの意見ですよ。その当時、飯も食えんようなひともかなりおったんやけど

39　註20において、わたしは、福島第一原発事故による避難者の調査で『もどれない故郷《ふるさと》ながどろ』編纂のプロジェクトにかかわったと述べたが、わたしたちが調査をした福島県飯舘村長泥地区という山村でも、有力なイエでは「イトコ婚」が、言うなれば積極的になされていた。わたしたちの聞き取りに一九二六（大正一五）年生まれの女性が、あっけらかんと次のように語っている。

　わたしらの時代は、いまの時代と違って、お見合いだの、それこそふたりしてよくなったから結婚しますなんていう時代ではなかったの。親同士がハァ、孫だからせでくっとか、姪っこだからせでくとかなって、親だちがだいたい決めて。それで仲人するひとごと頼んで、仲さ入ってもらって、ほんで結婚式することはやったの、わたしらの時代は。アハハハハ。部落内では、わたしがゆってもあれだが、実家も、いまの嫁ぎ先も、土地は多く持ってるほうだったから、ほんだから、他人にくれんの痛ましいから、ほんで、〔イトコ同士で結婚〕するって、ほういう事態になっちゃったの。この身上《しんしょう》他人にくれんの、痛ましいから。ほういう時代だったの。ほんで、親の言うこと聞かねぇものは、当たりめぇでねぇから、「どこさでも出てげ」なんてやっちゃうべ。〔わたしも〕親の言うことは聞かなんねぇもんだと思ってた。ほんで、好きでもねぇとさ、やられんだわい。いまだら、ほんなこと誰もやんねぇ。笑い話のようだべ。（二四〇頁）

わたしは、この語りに「身上《しんしょう》を他人にやりたくなくてイトコ婚で」という小見出しを付けた。なお、「せでく」とは、地元の言葉で「連れてくる」の意味。

な。それに比べたら〔T家は〕人並みぐらいには十分に食えてたのに、〔無理を重ねた亡母が〕こんな病気になった。まぁ、〔運命で〕選ばれた人って言ってしまえば、それで終わるけどもな。ただ、両方の掛け持ちの百姓が、〔亡母には〕ちょっとしんどかったんとちがうか。わしからみたら〔そう〕言えますわね。それを〔次兄は〕ちゃんと、よぉ手伝いにきてくれた、っていうような感覚で捉えてなかった。田舎がもう嫌になりましたよ。次兄と話をするのがな。それからは出稼ぎするようになったねんけれども。

次兄は、自分が要らない子だから他家に養子に出した（＝棄てた）として、亡母を恨み続けたようである。しかし、じつのところ、次男坊を他家に養子に出すことを決めたのは次男坊の両親ではない。そのようなことの決定権は、もうひとつ上の世代である祖父母が握っていたと理解すべきである。実質的に采配を振るったのは、TMの祖母であったろう（祖父は、TMの三兄が生まれたころに亡くなったというから、すでに一九三三（昭和八）年ころには亡くなっている）。この祖母は、TMの長兄を「〔イエの跡を継ぐ〕長男」としてかわいがっていたという。八二歳まで長生きした祖母は、年老いて「中気《ちゅうき》」になり、「痴呆の気《け》」が出るまでは、もともと「M家の長女」であったという立場ゆえ、「親戚〔関係で〕の権限というのは強かった」。――亡母からすれば、自分の決断で〝次男坊を棄てた〟わけではない。自分で棄てたなら、謝りようもあるが、自分の意のままにはならないところでの決定に従わされただけだから、かえって、次男坊にたいする〝相済まない〟という気持ち、おなかを痛めた子を取り上げられるのを防げなかった夫と自分への〝ふがいなさ〟の思いを抱いたまま、養子として手放した次男にはどういう態度で接してよいかわからなかったのが、実際であったろう[40]。こういった養子縁組は、入り組んだ親戚関係・姻戚関係にある数軒のイエの存続を優先する論理で決められたものであったのだから。

次には、ＴＭの兄姉の学歴を見ておこう。ＴＭには、四人の兄と二人の姉がいた。

ＴＭより一六歳年上の、一九二九（昭和四）年生まれの長兄は、「この〔鳥取県の〕中部でいちばんいい高校っていうかな、倉吉東高[41]に行ってます」。年回りからいって、新制になったばかりの「鳥取県立倉吉第一高等学校」を卒業したのではないかと推測されるが、この時代に、田舎の山村の出身者が高校を出ているということは、特筆すべきことであり、Ｔ家がそれだけの財政的バックアップができる家

40　二人目の子どもを他家の養子に取られた母親の気持ち、他家に養子に出された子どもの気持ちについて、わたしが〝わかったふうな〟解説をするのは、じつは、わたしの妻がそのような「子ども」の立場にあるからである。妻は、一九四九（昭和二四）年、兵庫県の、いまは姫路市に編入されているが、かつては、飾磨郡夢前町前之庄の本条という山間《やまあい》のムラの、社会階層の高い家の次男坊で、東京に出ていた男性の子どもとして出生している。しかし、故郷の長男には子どもが生まれなかった。そこで、次男のところに生まれた第二子に〝白羽の矢〟が立てられたのである。〝白羽の矢〟を立てたのは、彼女の生みの親でも、育ての親でもない。いまだ実権を握っていた祖父の一存であった。こうして、彼女は育ての親（血統的には伯父）のもとへ「実子」としての届出で、生後まもなくやられている。そういう妻と生みの母親との、いつまでもわだかまりの解けない関係を見てきたので、ＴＭの次兄と亡母の心情についても、わたしにはある程度想像がつく。

であったことを窺わせる。そして、長兄は、生まれ故郷ではエリートであり、知識分子であったと言うことができる。

TMより一四歳年上の、一九三一（昭和六）年生まれで、U家の養子となった次兄は、「〔長兄と同じ高校を〕受けたんやけど、すべって、農業高校に行った」。やはり長い歴史と伝統をもつ「鳥取県立倉吉農業高等学校」を出ているのであろう。農業高校にせよ、この年代で高校を出ているということは、恵まれた存在であったと考えられる。

TMより一二歳年上の、一九三三（昭和八）年生まれの三兄は、中学校卒。「〔三兄は、昭和二六年に〕親父がおらんようになったときには、もう〔中学校を〕卒業しておったはずですよ。で、自転車屋に奉公に行っとった」。――三兄は、亡母がハンセン病に罹患して、長兄が家を出てしまったあと、次兄は他家の養子になっているからと、みずから跡継ぎ候補として大阪から戻ってきたが、TMからの「聞き取り」によれば、「大阪から帰ってきた当時から、ヒロポンみたいなものを打っとったな。ドスを持っておった」というから、いわゆるチンピラやくざになっていたのであろうか。

一九三五（昭和一〇）年生まれの長女は幼くして死亡。一九三七（昭和一二）年生まれの次姉は中学校卒。TMより三歳年上の、一九四三（昭和一八）年の早生まれの四兄も、中学校卒。――このへんになると、一九五一（昭和二六）年に父親が病死したことで、T家の家計が目に見えて苦しくなっていたことの影響が、子どもの学歴に影響しているのであろう。

いずれにせよ、一九二九（昭和四）年生まれの長兄が新制の県立高校を出ているということは、関金町における T家の階層的な高さを裏付けていよう。

以上、回り道をして、関金町山口の T家がどんなイエだったのかを見てきた。T家は、山村とはいえ、地域社会の由緒ある旧家だったのである。そして、その旧家が、いま、跡形もなく消え去ろうとしている。そのかんに何があったかといえば、亡母がハンセン病を発症し、「強制隔離政策」と「無癩県運動」によって翻弄され続けたということである。そこに、すべては帰着する、と言わざるをえないであろう。

以上のバックグラウンドを押さえた上で、ふたたび、個々の論点に立ち戻ろう。

亡母とイエを棄てた長兄の行動について

亡母がハンセン病に罹患したという噂が立ち始めたことで、長兄は、一九五七（昭和三二）年四月、妻に去られるが、「昭和三三年九月に再婚」（「判決」七八頁）。しかし、「亡母の家族及び親戚は、岡山大

41　鳥取県立倉吉東高等学校の来歴は、いささか複雑である。一九〇九（明治四二）年創立の旧制「鳥取県立倉吉中学校」が、一九四八（昭和二三）年の学制改革により、新制の「鳥取県立倉吉第一高等学校」（男子校）となった。その翌年公立高校の統合再編により、一九一四（大正三）年創立の「倉吉町立実科高等女学校」を前身とする「鳥取県立倉吉第二高等学校」（女子校）および「倉吉実業高等学校」と統合され、「鳥取県立倉吉高等学校」（男女共学）となった後、一九五三（昭和二八）年に「鳥取県立倉吉東高等学校」と「鳥取県立倉吉西高等学校」の二校に分離されている。

学医学部三朝分院及び鳥取赤十字病院での診断を聞いて困惑し、長男が妻と子を連れて、関金町の家から出て行った」(「判決」七六頁)。

控訴人TMの「聞き取り」では、このときの事情について、以下のように説明されている。

長兄は、「もう一回、いい病院に連れていってみて、担当の専門医〔の判断〕にまかせる」と。岡山大学〔病院の〕三朝の分院の紹介で、〔鳥取〕赤十字病院までな、また行っとんねん。「〔らいの〕専門の先生《ひと》がおるから」って言ってな。それで、そこで「らい」だと言われて。診断書を書いてもらって。――その診断書をどうしたかといったら、帰りに、その三朝の分院に寄って、それ渡して帰ってきた〔と〕。そしたら、「うちらも、そうではないかと思った」と言〔われた〕って。〔長兄は〕結婚して、子どもができてますからね。だから、亡母がこういった病気になったということでな、やっぱり、怖がってしまった。三歳ぐらいの子どもがおるし。また、〇歳の子どもがおった。だから、〔長兄夫婦は〕飛んで逃げたもの。「もう、ばあちゃんは、ババッチィやから」って、飛んで逃げましたもの。

もう、飛んで逃げましたよ。子どもを連れて。〔三歳の〕孫《こ》がずっと〔病気の亡母に〕抱かれて寝ておったねんけどな。嫁さんが「ばばちゃん、キタナイんやから」ということでな。それで、自分の里に逃げこんだ。それからのちに、関金町の町営住宅あれして、住んだんやけどな。

ここで「三歳の女の子」とは、「2　甲第七八号証「精神衛生相談票」について」で登場したTMの姪のことであり、先妻とのあいだにできた子であろう。さらに、この時点で、後妻とのあいだに男の子が誕生していたわけである。そして、ここで注目すべきは、「〔長兄夫婦は〕「ばあちゃん〔＝亡母〕はババッチィやから」って、飛んで逃げた」という語りである。具体的に、乳幼児へのハンセン病の感染を心配している長兄夫婦の姿がある。――鳥取赤十字病院での亡母の診察に立ち会った長兄が、亡母の「らい」罹患を確信していたことが窺われる。それゆえの、乳幼児をもつ親の行動としては、〝らいは恐いぞ、恐いぞ〟という国をあげてのキャンペーンが張られていた当時の状況下では、事の善悪を越えて、理解できるものであろう。幼子をもつ長兄には、次兄、三兄、四兄のように、なんとかして「亡母はらいには罹っていなかったのだ」と取り繕うことはできないかといった、その場しのぎの道を選ぶ余地はなかったのである。

そして、わたしとしては、この長兄の「イエを棄てる」という決断のもつ重さに思いを馳せないわけにはいかない。それこそ新制の第一期生として高校を卒業し、当時のエリートとして大阪に出ていた長兄には、都市での立身出世の夢があったはずである。それが、突然の父親の病死で、「農家の跡取り」として呼び戻されたのだ。彼は、自分の夢と引き換えに、旧家を継いだのである。そうまでして自分のものとしたT家の「跡取りとしての地位」を手放すことは、彼にとっては断腸の思いであったに相違ない(42)。彼に突きつけられたのは、「亡母とイエを取るか、妻子を守るか」という、究極の二者択一であったのだ。――これは、〝亡母はらいかもしれない〟といった程度のあやふやな疑念で成り立つような代物ではない。長兄は、〝亡母はらいに罹っている〟との信じるに足るだけの情報が与えられていたと考えざるをえない。

また、TMによると長兄は、T家を出るにあたって、「六反を持って出ましたね。六反。あと〔残ったのは〕四反しかなかった」という。通常、イエの跡取りがイエを棄てて、よそに出ていくときには、裸一貫で出ていくものである。しかるに、この場合、長兄は一町の田んぼのうち、半分以上の六反を持って出ている。これは、長兄が、出ていく自分のほうに正当性があることを主張し、まわりの人間もそれを認めざるをえなかったということを意味する。それに対して、〝跡取りなのに、亡母の扶養の義務を放棄して、家を出て行くのなら、裸一貫で出て行け〟とは、誰も言えなかったのだ。それだけの重みをもった〝理由〟は、このとき、〝亡母に「らい」の診断がくだった〟ということ以外にはありえない。

こうして、財産の半分近くを持って、長兄は家を出た。そして、家を出るにあたって、長兄は、次兄が自分とは異なる態度を取ることを見抜いていたようである。TMは「聞き取り」でこう語っている。

長兄は、忠告して〔家を〕出ておるんですよ。「次兄《こいっ》がダラズくってくるだべ」って。「大阪の病院に連れていってくれ、ちゅうようなこと言うてな、ダラズくっだけ」。――〔「ダラズ」って〕大阪弁で「阿呆いうてくるだけ」ちゅうことです。〔じっさい、次兄は〕長兄の言うとおりにしやがった。つまりな、さっきも言うたように、〔亡母がらいだとの〕疑いがかかったときから、すべて行政に任せにゃいかんのにね。それを、「もうひとつ、大阪のええ病院に連れていってやってくれ。

ぜひ、やってくれと言うのが、どこが悪いか」ちゅなような口のきき方をするんだね。トンパ。イ

42　さきほどから言及している『もどれない故郷《ふるさと》ながどろ』の調査では（註20）、高度の放射能汚染のため帰還の見通しがまったく立たない状況のなかでも、なかなか諦めきれない六〇代の男性たちの語りが印象的であった。かれらは、まさに、「農家の長男」として、国家公務員や弁護士や学校の先生になる夢を断念して、イエを継いだ人たちであった。長泥地区ではないが、本人自身飯舘村の別の地区の出身で、産經新聞の記者をしている大渡美咲（一九八三年生）は、わたしに取材したことを、自身の著書『それでも飯舘村はそこにある』（産經新聞出版、二〇一六年）で、次のように記した。

村で最も放射線量が高い長泥地区の歴史を本にまとめた編集委員会の外部委員で、埼玉大学の福岡安則名誉教授（社会学）は、地区の住民への聞き取りを通して考えたこととして、「代々受け継いできた家や田畑は、その家の跡継ぎとして、ほかにやりたかった夢を断念したことと引き替えに得てきたもののようだ」と話す。

「家や田畑は、先祖代々受け継いできた大切な土地だからというだけではなく、自らの夢や人生を犠牲にしてまでも守ってきた土地だとの思いがあるからこそ、いっそう離れがたいのではないか」

私の父も若いころ、司法書士になりたくて一時、東京で学んだことがあったという。結局、長男ということで家を継ぐために断念した。（中略）

高校を卒業して何のためらいもなく（中略）当然のように村を出た私のような人間には、心底から理解するのは難しい感情かもしれない。（三七～三八頁）

家を継ぐために大阪から戻ってきた長兄が、その家と亡母を棄てる道を選択したということは、なまなかのことではないということを理解しておく必要がある。

ンチキ。こちらの方言でいえば、マンチャラって言うんだけどな。インチキする。

四カ月も続いた「親戚会議」

長兄が家を棄てたあと、「らいとの噂」が立った――百歩譲って表現すれば「らいとの疑い」が濃厚となった――亡母の処遇をめぐって、連日のように「親戚会議」が続けられた。

「親戚会議」をめぐる、控訴人TMの「聞き取り」をみていこう。

「親戚会議」に出たのは、誰であったか？　まず、「親戚会議」を差配したのは、控訴人TMの祖母の弟であるMSであった。弟であるMSであった。「MSのおっつぁんがな、「きょう、みな、集めといてくれ」ちゅうようなことを言うからな、わし、親戚の呼び〔集め〕役ですよ。「きょう、集まってよ」〔と言いに行く役目〕。ちょうどね、中学校の一年の、三学期やったな。」

そして、声を掛けられたのは、「N家の跡取り」のNT。彼は亡母の弟であった。しかし、「NTは〔山を分け入った〕山口のほうには、よぉ、上がって来やへんから」、NTが出るときには、「役場の一室を借りてな、そこで親戚会議」。これは、MSが役場の「住民課長」をしていたから、そういう融通が利いたのであろう。「親戚会議」の場は、役場であったり、山口のT家であったりしたわけだ(43)。

ほかには、というと、長兄はすでに家を出てしまっていた。あとは、U家の養子になっていた次兄である。しかし、次兄本人の陳述によると、「それまでに、たびたび親族会議が開かれていたようですが、私は、〔U家の〕養子の身分だったので、あまり話し合いには参加せず、一、二度出席しただけだと記憶しています」（甲第七七号証、次兄の「陳述聴取報告書」）。

おそらく、この「親戚会議」は、〝らいの疑いのある〟亡母の処遇をどうするか、ということのほかに、長兄が家を棄ててしまった後、誰に跡を継がせるかも、話し合いの対象になったのであろう。やはり次兄の陳述によれば、「長男が家を出てしまったことから、Kという家のおばさん[44]が、私に「T家に戻ってごせ」と、私が母親の面倒を見るように言ってきました。しかし、私はU家に養子に出された身分です。私は、「五歳の時にここに養子に出された。猫の子じゃない。都合のいい時だけ、やったり、もらったりするような話は呑めない」と言って断わりました。／ただ、そのまま放っておくこともできず、三男は農業には向いていないと思ったので、四男に戻るように手紙を出しました。ところが結局、四男は三男のところに相談に行ってしまった。三男は、「次兄は養子にでているし、順番からすれば自分かなぁ」ということで、一時、鳥取に戻ってきたのです」（甲第七七号証）とのことである。——この次兄の陳述は、控訴人TMが「聞き取り」で語ったところと合致する。すなわち、四兄は「からだも大きい」ので、農家の「跡を継げるかもしれない」と期待されていたようだが、このとき戻って来なかっ

43　原告TMの「本人調書」（平成二六年一一月五日）によれば、このほかに、「分家の、父親の弟のTH」と「〔父親の〕妹のK」も出席していた。

44　この「Kという家のおばさん」とは、先にTMが「これだけは話しておかないかんけど」と結婚差別と自死について語っていたところの、K家に嫁いでいた「父親の妹」にして「亡母の従姉妹」のことであろう。

た。「からだの弱い」三兄のほうが「帰ってきた」。しかし、三兄は「わしにやらせるんだったら、あとの財産は〔わしに〕まかせ」と言っていたようで、跡を継ぐ意志はあったようだが、なにぶん、「〔三兄は〕百姓のできるような状態とちがう。夫婦二人で〔肥桶を〕担ぎよったからな。だいたい〔肥桶を前後に〕二つ、一人が担ぐのが〔当たり前〕。あれ、〔一つを二人で担がなければならないほど〕そんなに重いもんじゃあらせん」という次第であった。

したがって、亡母の子どもでありながら、四兄は不在。そして、「近くの三朝《みささ》に嫁に行った次姉」も、一度も「親戚会議」には呼ばれなかったという。そして、取りまとめ役のMSに「母親も病気やし、長男も〔家を〕出てしまったことやから、おまえ、座っといて、聞いといてくれ」と言われて、TMは話し合いを黙って聞いていたようである。「わしは聞き役だけやったな、当時はな」。そして、亡母も「横しにおって、聞いとる〔だけ〕」だったという。「やっぱり、みんなに迷惑かかるから、っていうような負い目《こと》もあったと思うしな」。

TMは、この「親戚会議」を評して、「責任取れる人間が〔集まって〕な、決めるんだったらいいけれども、責任取れん人間ばっかりが寄り集まってするんだけんな、親戚会議ね」「〔本来なら〕いちばん親から〔つながりが〕濃いっていうたら、子どもやからな。親戚は二の次、三の次やからな。財産の権利もあらせんのやからな……」と言っている。わたしは、最初、TMが「親族会議」と言わずに「親戚会議」と言うのに違和感があった。ふつうは「親族会議」と言うはずだ、と。——しかし、こうやって、話し合いに参加した人の顔ぶれを整理してみると、明らかに「身内」主体ではない。いみじくもT

Mが「親戚会議」と言ったように、親戚の有力者が主体の話し合いであったことが窺われる。

そこでは、病気の亡母への慮りよりも、MSにとっては「M家」の、NTにとっては「N家」の、わが身の安全のほうが優先されたであろうことは、想像に難くない。じっさい、次兄の陳述によれば、「母は、手〔指〕がだんだんと短くなっていき、近所の人たちから、ハンセン病〔らい病〕だと言われるようになりました。／MSさんは、関金町山口に住んでいて、母親がハンセン病だという噂が立つ前から関金町の保健課長もしていました。MSさんの奥さんは、自分の家には、娘や孫もいるので、結婚する時に非常に迷惑になるということで、MSさんを大分責めたことがあったようです。／MSさんは、奥さんから「ええかげんなことじゃいかん」と言われて、そのとおりだと思ったようです。そういうことで、MSさんが、母の病気の噂〔への対処〕に乗り出してきたようです」〔甲第七七号証〕とのことで、わたしの推測を裏付けている。

なかなか「名案」は思い付かれなかったようで、「親戚会議」は四カ月ものあいだ、連日のように続いたという。次兄は「四男が、母を大阪に連れて行くという話になったようです」と人ごとのように陳述しているが、一、二度しか「親戚会議」に出なかったという次兄の、「〔らいだと〕思う、だろ？　疑いだな？　だから、大阪のいい病院に、もういちど、連れていって、〔再検査を〕やってくれ」「どっちみち、療養所へ行くんだったら、大阪へ行った〔うえで、そこから療養所へ行った〕ほうが、いいとちがうか」〔控訴人TMの「聞き取り」より〕という次兄の言葉に、MSや四男が飛びついたのであろう(45)。

次姉の二度目の結婚とその破綻について

少し文脈はそれるが、このときの「親戚会議」にまったく呼ばれずにいて、「〔妊娠〕八カ月の大きな腹をして」婚家を飛び出してきた次姉について、控訴人TMは「聞き取り」でこう語る。「自分の知らんうちに〔亡母が大阪へ〕行っちゃってて。〔親戚の〕おばさんやなんかと倉吉のバスの停留所で会《お》う〔て、はじめてそのことを聞い〕たら、大泣きしたっちゅうようなことやな。そら、そうだわな。一言も、声もかけずにな、実家《いえ》が、〔頼るべき〕財産そのものが、なくなっちゃったんだからな。そんなとぼけた話は、わしは、ないと思う」。

わたしの理解では、そもそも、この次姉の二度目の結婚自体が、ハンセン病への差別が渦巻く状況のなかでの、一種の《犠牲》として余儀なく選択されたものであった。先にした引用を繰り返すが、「〔次姉の〕二回目〔の結婚〕は、〔亡母が〕ハンセン病だっていう承知《しょうだく》でもってな、三朝《みささ》の家に嫁に行ったわね。親戚の、親戚、親戚のね、仲人みたいのでね。そういうな、大きなウワサになっておった〔からね〕」。

この時代、いわゆる〝出戻り〟の女性が独り身で暮らしていくことはきわめて困難であった。それゆえ、〝親戚の親戚の親戚〟というツテを頼って、亡母が〝厄介な病気〟に罹ったことを承知のうえで、次姉をもらってくれる相手を探したということだ。そして、実際、嫁ぎ先の相手は〝条件のいい〟人ではなかったようである。次兄の陳述によれば、「妹は、最初、生田という部落の家に嫁いだのですが、母の病気が原因で家に帰されたと聞いています。籍を入れる前に母の病気のことが噂になって、「大変だから、いんでもらう」ということになったのです。／次に妹は、三朝のI家に嫁ぎましたが、結婚相手は、ちょっとトロかった（生活能力のない）人でした。結局、そういう人しか結婚相手が見つからなかったのだと思います。妹は、その人と一緒では生活できないと考えたのか、身重の状態で離婚しました」（甲第七七号証）。

いまであれば、〝そんなことをするなんて、差別だ、人権侵害だ〟と言う人もいるであろう、結婚に際しての「身元調査」が、この時代はまだ当たり前のこととしてまかり通っていた。身内から「らい」患者が出てしまうと、親戚関係のツテをたどって、承知の上で結婚してくれる相手を探さざるをえなかったのである(46)。その意味で、次姉が、このような自分の意に染まない結婚を余儀なくされたこと自

45　わたしは、当初、ただの一般住民であれば、迫りくるハンセン病療養所への「収容」を前にして、それを先延ばしする、もしくは、回避する方途として、大阪へ移住し、阪大病院皮膚科別館を受診するということに思い至ることはまずありえないであろうから、亡母の大阪行きは、「無癩県運動」の推進役であったMSにして、はじめて着想可能だったに違いないと思っていたけれども、「陳述聴取報告書」（甲第七七号証）での次兄の陳述がきわめて具体的であり、十分に措信しうると考えた次第である。

ただ、四カ月もの長きに及んだ「親戚会議」の結論が出るまで、連日の保健所からの「入所勧奨」はありながら、最後まで「強制収容」が発動されなかったのは、関金町役場におけるMSのポジションゆえであったろうと考える。

体、ハンセン病差別のひとつの《犠牲》であった、と言うべきである。

ハンセン病の「診断」対「ラベル貼り」

原判決は、「大阪における亡母に対する偏見・差別について」次のように判示している。「まず、出来島の家の近隣住民が、亡母がハンセン病患者であることを認識できたのかが問題となるが、亡母には、顔、右前腕、右上腕及び左下肢の紅斑や両手の水疱などの症状があらわれていたことが認められるもの

46 黒坂愛衣『ハンセン病家族たちの物語』の第7話「「癩者の息子」として最初の名乗りをあげる」の語り手・林力《ちから》(ちなみに、林力は、二〇一六年二月一五日熊本地裁に提訴した「ハンセン病家族集団訴訟」の原告団長を引き受けたひとである)は、自身の受けた結婚差別の体験を以下のように語っている。戦後まもなく小学校の教員として働いていた二〇代のとき、身元調査をされて、父親がハンセン病療養所「星塚敬愛園」に収容されていることを理由に、結婚差別を受けたのだ。

ここで〔＝この小学校に勤めて〕二年目か、好ましいなぁと思う女性《ひと》がおって。昔のことですから、焼け跡のなかを手をつないで帰るというぐらいだったんですが。ある日、家へ帰ったら、母親が「刑事が来たよ」と言うんです。〔わたしは当時〕組合運動で福岡市〔教組〕の青年部長とか書記次長などをしていたんで、ああ、組合のことで来たなぁと思ったら、「いや、ちがう。お父さんのことを二時間半ばかり、あれこれ聞いていった」と。翌日から、彼女が廊下で会っても顔をそむける。――そのころ〔一緒に〕帰る〔約束をする〕のにね、携帯〔電話〕もなにもない時代ですから、机の上のこっち側に鞄を置

いて、「あなたも一緒に帰れるときには、同じ方向に置きなさい」。両方の鞄が同じ方向に置かれたときに、きょうは一緒に帰られるということになる。そういう、かわいらしい恋愛ですよ。ほほえましいことです。それが、警察が来た翌日、〔彼女の態度が〕見事に変わったんです。ものも言わなくなった。すべてを避けるようになった。

〔彼女の家族がわたしの身元調査をした〕としか考えられませんね。あとでわかることですけど、そのひとのお父さんが、どこかの消防署長だった。あのころ消防と警察というのはひじょうに密接な関係をもっていたでしょう。そういうことで、すぐ動いたんじゃないかと思います。あの時代、「らい」は社会の治安や秩序を乱す病というふうに位置づけられていたじゃないですか。だから、警察としても、個人的に頼まれたこともあろうかもしれないけども、堂々として〔身元調べに〕やってきたんじゃないでしょうか。〔彼女は〕その年度の終わりに転勤になりました。

それからは、自分は恋愛など考えない、また同じことに出遭うということで、朝から晩まで〔学校で〕子どもたちと過ごしました。もともと子どもが好きでしたし、それはひじょうに、いい思い出でした。（二五五〜二五六頁）

このような結婚差別を受けた後の林力の結婚は、やはり、親戚のつながりによるものであった。以下は、本には未収録部分の聞き取りからの引用である。

〔わたしが結婚したのは〕二七ですかね。わたしはもう、結婚するという気ないんですね、さっきの恋愛の問題で。またぶち当たると思ってる。それで結果的には〔わたしと妻とは〕又イトコどうしです。うちの母親と彼女の母親がひじょうに仲良しの姉妹《きょうだい》みたいに育った従姉妹《いとこ》どうしなんですわ。で、〔母親どうしが〕動いて……。〔だから、妻は、星塚敬愛園にいるわたしの父のことは〕なんとなくは知っていたと思います〕。

の、一般に、ハンセン病の診断は容易ではないとされており、実際、亡母の診察をした医師ですら、亡母の後遺症を「多発性関節リウマチ」などと診断し、ハンセン病とは診断していないのであるから(47)、一般人が、亡母の外見から、亡母がハンセン病患者であると認識することができたとは考えにくい。／このように、一般人が、亡母の外見から、亡母をハンセン病患者であると認識することができたとは思われないことからすると、仮に、亡母及び原告が、出来島の家で生活していた当時住民から嫌がらせを受けた事実が存在するとしても、亡母がハンセン病であったことがその原因であったと断定することは困難である」(「判決」八六頁)。また、「判決要旨」でも、「一般の医師が、ハンセン病の知識及び経験を十分に持ちあわせていなかったことにあると考えられ」(「判決要旨」七頁)ると述べている。

いっぽう、控訴人ＴＭの、この点にかかわる「語り」をみておこう。

〔長島愛生園入所者の〕鳥取県の〔県人〕会長に聞いたらね、映画見せたり、スライドを見せたりとかな。そんなことして県民に教えたと。だから、きついところがあったんだと思う。つまり、「無癩県運動」というのは何かといったらね、普通の素人の県民、住民、村民にね、医者とおなじように、権限を与えて、「あんた、ハンセン病の医者になりなさいよ。〔ハンセン病だと診断できる医者に〕なって、通報しなさいよ」というのが、無癩県運動ですよ、けっきょくを言えば。

その無癩県運動を、じゃあ、〔何年何月何日をもって〕廃止するというような通知があったのか。そんなん、ないやろ。陰になり日向になりしてな、無癩県運動、ずうっと続いてきたんとちゃうんか。住民にもな、医者の資格を与えたんだよ、ってこと。だれだって、ハンセン病の診断をさしたんだ。だから、噂になりやすい。それで、「癩狩り」ちゅうようなことが起こってね。（本書、一三～一四頁）

原審裁判官の判断と控訴人の「語り」とは、真っ向から対立している。では、どちらの判断が、当時の現実に即していたのか？

原審裁判官が見落としているのは、「無癩県運動」の現場レベルでは、患者と見做された者が「らい」であるかそうでないかの厳格な診断など不要であったという事実である。司法の世界では「疑わしきは罰せず」が鉄則だが、あの時代、強制隔離政策のもとでは「疑わしきは収容」であったのだ。その証拠

47　これは、一九八四（昭和五九）年一月二三日に控訴人の亡母を診察した大栄町のM外科医院の医師が「多発性関節リウマチ」という診断書を書いたことを指しているものである。すでに詳細に述べたのでここでは繰り返さないが、原判決がこれをもって町医者がハンセン病の後遺症を見抜けなかったと判示したのは、明らかな間違いである。一九八四年にはまだ「らい予防法」が生きていた。「ハンセン病」と診断することは、県への届出の義務を伴い、患者の「収容」うんぬんの事態に至る。そこまでする必要はないとの判断が、M医師をして別の病名を書かせたのだ。――原審裁判官は、人間はすべからく法の規定通りに、あたかも器械仕掛けの操り人形のように振る舞うものだとの人間観をもっているようだが、人間のふるまいは、もっともっと多様であり、仮に法が存在していようと、その場の状況に応じて自分でよかれと思う選択をしているのだ。

に、療養所に多くの「ハンセン病患者」ではない者が入所している。たとえば、『ハンセン病家族たちの物語』の第1話の語り手、奥晴海の父親は、一九五〇年に晴海の母親が強制収容で熊本の菊池恵楓園へ入れられたさい、ハンセン病ではなかったにもかかわらず、一緒に入所させられている。

母が収容されていくとき、父は〔母を恵楓園に〕置きに行って、わたしと外で暮らすつもりだったと思うんです。元気だから。仕事もしとったし。だけど家族検査になって。父はハブに足首の付近をやられて〔いて〕ね。奄美《いなか》で、あのころはお医者さんもいないし、自分たちで切って血を出して、そういう治療してるもんだから、足を引きずりよったのよ。ハンセン〔病〕のひとは〔垂足になって〕バッタみたいにこうするけれど、父はそうじゃなくて〔引きずるように〕しとった。けっきょく、どういう診察になったかわからないけど、夫婦同体ちゅうことで〔父も恵楓園に〕入れられて。わたしも検査されるんだけど、わたしは〔附属保育所の〕龍田寮に、ちって。その時点で〔両親とは〕引き離されて。（五一頁）

一九三〇（昭和五）年生まれで、一九四八（昭和二三）年三月に星塚敬愛園に収容されて、いまなお敬愛園で暮らす小牧義美は、自分の兄がハンセン病ではないのに、周囲からハンセン病と誤解され、行き場がなくなり、結局は一時的にせよ、療養所に入所していたことを、わたしたちに語っている。

〔兄貴も〕気の毒やったんじゃ。兄貴は、召集令状来て、兵隊に取られたの。それで、終戦間際に、爆弾の処理をしとって、足を怪我した。それが元で病院へ行っとったンやね。ほしたら、ぼくが密告されたの、保健所に、近所の人から。「あれはらい病じゃないか」って。それで、〔上の〕妹が旭化成のレーヨン工場ちゅうのに〔働きに〕行ってたんですよ。それで、保健所は工場のほうに連絡したみたいですね。〔会社の〕診療所から〔妹に〕呼び出しがあって。「兄さん、どうしたぞ？　よくなったか？」「はい、元気になった」。妹はぼくの病気のことを知りません。兄貴の怪我のことだと思ったですね。兄貴は、足から破片が飛び出してきて、「こんなのが出てきた」いうて、自分で病院に通ってて。〔でも、その破片は〕取れなかったらしいな。あのころの医療では無理だったんかな。そして、「〔足を〕切断する」言われて、怖がって、逃げて帰ったの、病院から。それで、ちんば引いたまま、工場に復帰したの。これが、旭化成の火薬工場。延岡市のいちばん北の山裾にある工場なんですけど、そこへ行っとったんですね。妹は、その兄さんのことだろうと思って、「よくなった」「火薬工場にいる」って言ったそうですよ。もう、おんなじ系列の会社ですからね、電話一本で「こういうものがおるか？」ということで、「おる」「荷物片づけて早く家に帰せ」と言われる。兄貴は工場の宿舎に寝泊まりしてた。荷物担いで〔家に〕帰ってきたら、もう、荒れまくってねぇ。ぼくは、おふくろが「仕事行くな。もうこれ以上悪くなったらいかんから。どうもないか？　痛くないか？」って言うから、「痛くないよ。痒くもないよ。大丈夫だ。なにもないよ」って言ってたんだけど、けっきょく、兄貴が犠牲になっちゃった。妹はなにも知らないから、「兄貴は工場におる」って言って。で、医者はなにも調べずに、「この者を休職処分にして家へ帰せ」と。間違えられたんだ、ぼくと。――これをね、昭和三三年か四年ごろ、妹が〔ぼくに〕話したんだよ。それでわかった。

〔兄貴は〕もう、家庭内暴力、ものすごかったらしいですよ。「おれは元気なのに、なんで辞めさせられにゃいかんのか！」つって。それ、自分で〔会社に〕言えばよかったのに、よぉ言わんかったですね。内弁慶。内ではものすごく暴れるけど、外ではなんにもよぉ言わない男だったんだ。だから、あとでいろんな話を聞いて、ああ、あのとき、おれが〔自分の〕病名を知っとったら、なんとかなったろうなぁと思いながら……。兄貴は最後はぼくとやりあって、「おまえのためにおれはこんなンなった！　おまえの面倒なんか一生見らン！」って言うから、なあに、こっちは元気だからね、「なにぬかしてる、このバカ。なんでおれが、おまえみたいなやつに面倒みてもらわにゃいかンのじゃあ！」つって、それで、やりあって、殴って。一週間ばかり寝とったんじゃないかな。

兄貴は、それから、敬愛園《ここ》で一時救護で入れてもらったことありますよ。もう、どこへ行っても、仕事がない。で、どこで聞いてきたンか知らんけれども、〔ここへ〕やってきて、先生と相談して、「なんとか救護してくれや。仕事があればいいんだけど、それもできねぇ」つって。で、ここで、預かってもらうかたちで、じつは入園したんですよ。もう、はじめて話しますけどね。〔敬愛園に〕二、三年いて、ちょうど景気が回復するころに、ここを出たのかな。昭和二九年やったな、ここを逃走して。〔福岡安則・黒坂愛衣「中国の回復者村の支援活動に打ち込んで――ハンセン病療養所「星塚

敬愛園」聞き取り」『日本アジア研究』第一〇号、二〇一三年、二四一〜二四二頁）

あるいは、『生き抜いて　サイパン玉砕戦とハンセン病』の語り手で、星塚敬愛園に入所していた有村敏春（園名）は、生活苦に対処するために子どもと妻も療養所に入れてもらった経緯を次のように語っている。若干の説明をしておけば、有村敏春は、一九二三（大正一二）年、奄美大島生まれ。海軍の通信兵としてサイパン島で、二度の「玉砕戦」を生き延び、まる一年のジャングルの中の「敗残兵」暮らしを体験したのち、サイパン、ハワイ、アメリカ本土の「捕虜収容所」生活をおくる。一九四六（昭和二一）年、復員。そして、許嫁と結婚。二子をもうける。戦後の厳しい状況のなかで、サイパン島時代にすでに発症の兆しのあったハンセン病が、周囲の人にも気づかれるようになり、いったんは本土に逃れるが、一九五四（昭和二九）年、みずから菊池恵楓園に入所。家族の生活苦に対処するため、園長や入所者自治会長に懇願して、ハンセン病ではない娘と妻の入所も実現。その後、娘は社会に戻るが、有村夫妻は一九五八（昭和三三）年に、星塚敬愛園に転園。

　それでね、わたしもな、子どもが二人おるんですよ。娘《これ》と、一つ違いの男〔の子〕。〔二人のうち〕一人はな、恵楓園に入れてもらわンな、生活がどうもならん。男の子か女の子かはな、恵楓園《あすこ》の少女舎、少年舎に入れようかっち思って。それで、〔園長の〕宮崎〔松記〕先生に相談したんですよ。あのとき、〔わたしの担当の〕先生は誰やったかな。わたしに同情してくれてな。〔子どもを〕

診察するちゅうからな、どっか斑紋でもあればいいのになっち思ってな。それで、調べてもどっこも異状がないから、もう、ひたすら先生にお願いするしかないじゃない。

わたしがな、新薬を打って、顔にいっぱい〔反応が〕出てるときに、面会、二人で来るでしょ、妻《ばあさん》に連れられて。十九寮にうちは入っとって。この娘《こ》はな、病気の顔、顔いっぱい真っ赤になってるのに、びっくりせんで、あんまり嫌わんやったけどな。男ン子がな、〔わたしン〕顔見たら、飛び出したです。〔ワンワン〕泣いて泣いて。あれには、やっぱり、悲しい思いをしたな。子どもに嫌われてよ。〔わたしの〕顔がもう、鬼みたいにしてるからな。〔それもあって、この娘《こ》のほうを、入所させたんです。〕

わたしは、「どうしても、家庭的に苦しいから、子ども二人っち言わんけど、一人だけはここに入れてくれ」ちって、相談して。病気を探しても、病気がないからな。だから、「病人のつもりで入れてくれ」。——そしてから、〔傷痍軍人〕恩給もらって、ちっとはやっていけるなっち思ったら、〔娘は〕すぐ出したですよ。

家がもう、困窮しておった。で、ばあさんに苦労させられんじゃろうっち思って、家内《これ》も、わたしが強引に入れたんですよ。病気じゃないのに。で、恵楓園で、夫婦舎に入っておった。〔家内の入所をどう頼んだか〕それが、ちょっと記憶にないですよ。ああ、増重文《ますしげふみ》さんがおったから。〔入所者自治会長の〕増さんが入れ〔てくれ〕た。生活が苦しいのわかっとった。おんなし〔奄美〕大島〔出身〕、おんなし郷里ですからな、増さんは。〔福岡安則・黒坂愛衣『生き抜いて　サイパン玉砕

戦とハンセン病』創土社、二〇一一年、一三〇～一三二頁）

以上の事例から理解してほしいのは、ハンセン病療養所への収容は、法律「癩予防法／らい予防法」の規定通りには、必ずしも事が運んでいたわけではないという現場レベルでの事実である。誤診あり、頼み込みあり、が現実であった。このように、ハンセン病罹患者ではないのに「収容」もしくは「入所」した人のカルテには「非らい」「擬似らい」という〝病名〟が記載されることさえあった。つまりは、「らい」であるか否かの診断が不正確であろうとも、強制収容政策は機能したという厳然たる事実があったのだ。

そのうえで確認しておきたいのは、医学的な「診断」と社会的な「ラベル貼り」の違いである。まずは、社会的な「ラベル貼り」が具体的にどう展開されていたかを見ていこう。

黒坂愛衣『ハンセン病家族たちの物語』の第10話「肉親を知らずに育つ」の語り手の黄光男《ファングァンナム》[48]（一九五五年生）は、一九五六（昭和三一）年の冬、自分の母親と下の姉が長島愛生園に収容されるに至った経緯を次のように述べている。

48　二〇一五年五月に『ハンセン病家族たちの物語』が出版された時点では、黄光男は名前を仮名にすることを希望し、本のなかでは「睦明夫」となっているが、その後、二〇一六年一月二三日に、熊本市内で「ハンセン病家族集団訴訟」の原告団が結成されるに及び、その副団長に選出され、名前を公表して裁判を闘うことを決意されたので、ここでも本名で記述することとする。

〔母親は〕だいぶ以前から〔ハンセンの〕病気になってたみたい。〔家族で大阪に住んでいたころ〕大阪府の職員から、毎日のように説得されて。ずうっと拒んできたけど、観念して入った〔と聞いてます〕。けっきょく、そういう入所勧奨《もん》があるから、もう愛生園に入ったほうがええんちゃうか、いうので入ったと思うんです。どうにもならんかったのが、銭湯ですねん。銭湯の主人に「あんたとこ家族、来んといてくれ」ということを言われて、困った。お風呂入れん。うちの親父、家にお風呂作ろうかと、そこまで考えたみたい。〔黒坂愛衣『ハンセン病家族たちの物語』三二五〜三二六頁〕

さらに、黄光男は、二〇一五年五月一〇日、多磨全生園で開催された「第一一回ハンセン病市民学会」の「分科会C　家族――いま初めて語る家族の思い」でこう述べている。

私の場合は、一歳のときに母親と下の姉が長島愛生園に入りました。入ったのが一九五六年。吹田で暮らしてて、私を産んだときには、母親はすでにハンセン病になってたようです。ただ、〔配布した資料に載せた〕写真を見てもらったらわかるように、後遺症は目立たない。だから、黙ってたら、ちょっとわからへんぐらいなんですけども、大阪府の職員に執拗に入所勧奨を受けたんですね。大阪府の、メモ書きした書類を見ると、当時の、大阪府の職員がわれわれ家族をどのように勧奨したかというのが克明に書いてある。これ、びっくりしましたね。「夫は日雇い労働者。生活困難」。――生活困難、そんなことわざわざ書くかいな。「本人は結節」。結節って、こぶみたいなものですかね。「至急に入所の要あり。強硬に勧奨するも、子どものことを言い立て聞き入れず」。ずうっとね、まだまだあるんですよ。何回も何回もね、うちの家に来た大阪府の職員の名前、書いてある。Aさん。このAさんいう人が、もう「無らい県運動」でね、まさに府の職員が、そこに住んでる人を、なんとか療養所に入れさそうということで頑張るわけですね。ところが、これ見たら、うちの父親も頑なに拒否してるんですよ。来ても、来てもね。

で、最後、一九五六年の一二月に母親は、ついに長島愛生園に入るんですけども、なぜ入ることになったかと言えば、銭湯の主人がハンセン病だということを察知して、家族が銭湯に入りに来たときに「おたくとかは、もう来てくれるな」って拒否したんですね。これでたちまち、困ったわけですわね。お風呂入られへん。お風呂入らんでも死ぬことはないかもしらんけど、生活としては成り立たない。それで、親父がオンボロ長屋にお風呂をつくろうかぁぐらいまで考えたらしい。それもかなわずに、母親はもう、自分のために家族がお風呂にも入られへんというね、そういうことにさせてしまったというふうに、自分を、たぶん責めたんだろうと思います。で、自分からもう、「療養所に入る」と言っただろうと思うんです。それが長島愛生園に入ったいきさつです。

それで、一九五六年に、母親と五歳上の姉が一緒に入ったんですね。この五歳上の姉もね、ここに、書いてあるんですね。「ハンセン病の症状が出てる」。彼女にも「入所勧奨をした」と。二人一緒に五六年の一二月六日に入所……。（『ハンセン病市民学会年報　二〇一五』解放出版社、二〇一六年、

一二二〜一二三頁)

この語りから浮かび上がってくる、黄光男の母親と次姉が「らい」患者として社会的ラベル貼りをされていく過程は、次のようである。銭湯に入りにいっている母親を見て、他の入浴客の誰かが「らい」を疑い、いわゆる〝密告〟をしたのであろう。それにより、大阪府の衛生課の職員が黄一家の家計状態やら、母親、さらには次姉の病状を調べあげ、度重なる「入所勧奨」を行ってきた。しかし、光男の父親が頑なに妻たちのハンセン病療養所への入所を拒むのに、府職員の側が「強制収容」という強権を発動できないでいたことからすると、「らい予防法」に規定する「指定医」による「診察」を経てはいないと推察される。しかし、府職員が漏らしたか、あるいは、入浴客たちのあいだで噂話が広まったかして、銭湯の主人の知るところとなり、黄一家のものは「入浴拒否」を宣告される。こうして、社会の片隅で暮らし続ける方途を失い、光男の母親と次姉は、長島愛生園への入所を決断させられていったのである。

医学的な「診断」と社会的な「ラベル貼り」は、ある意味、別ものであることを例証する事例をいま少し見ていこう。

ハンセン病違憲国賠訴訟全国原告団協議会(全原協)の会長を務めた谺雄二は、一九五一(昭和二六)年、転園の許可を得て、多磨全生園から駿河療養所に行く途上、「癩患者、列車内で捕まる」という体験をしている。

〔兄が多磨全生園で亡くなったあと〕わたしは、兄貴の遺志をつごうとして、「駿河療養所へ行きたい」と。で、正式に許可を取った。そしたら、患者を移送するということについて、多磨全生園は、本当に、いい加減でしたね。わたしに転園の許可を与えながら、患者輸送をね、神父さん――神山復生病院に、多磨全生園に来てキリスト教の布教やなんかをやっている神父さんがいて、その神父さんが神山復生病院に行くときに、わたしを乗せてってもらえると。それが明日だというんで、友達みんな集まって一杯飲んで。わたしはもう一五歳ぐらいから酒飲んでたから、いい気になって、送別会やってたの。そしたら、連絡があって、その神父さんは、じつは北海道に行ってて、きょう帰るわけだったけど、北海道でジープが故障して、ダメになったと。だから、当分、見送り、という連絡が施設側から来たの。

そりゃあ、ねぇだろう、というんで、翌日、わたし、友達に送ってもらって、東海道線に乗って、御殿場に行こうと思ったの。そしたら、横浜で降ろされちゃった。わたし、もう疲れてて、眠ったんですよね。そしたら、顔やなんかがまだむくんでたというか、症状が出ていたから、それで、ハンセン病のことを詳しく知ってるひとが、おそらく近くにいたんでしょう。横浜駅に着いて、わたしはぼんやりしてた。大勢いた客が、わたしのまわりだけいなくなってンだよね。変だなと思ったら、鉄道公安官が入ってきて、「降りてくださいよ」って言うわけさ。「なんで?」「あんた、病気でしょう? 降りなきゃだめですよ」なんて、降ろされちゃって。そしたら、昭和二六年だから、まだ横浜駅構内に戦災浮浪児というのが大勢いて、わたしのことを聞き込んだのが、「おーい、らい病が捕まったってよぉ」なんてさ、言うのが聞こえるの。「おい、あいつだ、あいつだ。あいつ、らい病だってよぉ」なんてね。

で、その鉄道公安官に連れられて、駅の空き地に連れていかれて。そこへ茣蓙を敷かれて。で、線を描いて、「ここから出るな」なんて言われて。そこで一晩、露天ですよ、茣蓙の上で過ごして。それで、「どうして〔療養所から〕出てきたんだ?」って言うから、「駿河療養所へ行くんだ。療養所は、わたしが行くのを知ってるんだから、療養所に連絡してください。で、療養所から迎えにきてもらってください」と。連絡を取ったら、「そんなのは知らない」って、駿河療養所の施設〔の職員〕が言ったんだ。面倒なことに、かかわりたくない。それで、その翌日、送り返されちゃった、多磨全生園に。

二、三日したら、「おい、新聞に出てたぞ」なんて言われて。わたしの名前、本名を一字変えただけで〔新聞に出ちゃった〕。「お父さん、なんて言うんだ?」おれ〔そんなことになるとは〕知らないから、みんなしゃべっちゃった。「お父さん、こういう人です。こういう名前です」「うちは、どこにあるんだ?」「足立区の、こういうとこです」。そしたら、番地をちょっと変えるだけで、父の名前も一字変えるだけ。わたしの名前も一字変えるだけ。で、「癩患者、列車内で捕まる」という記事になってた。ビックリしましたよ。(『栗生楽泉園入所者証言集(上)』三二七~三二八頁)

社会的「ラベル貼り」のレベルでは、医者でもないのに、「らい」患者を次々と見抜く眼力をもった人が各地にいたようである。島田義雄は、一九四八（昭和二三）年に栗生楽泉園に入所する際、草軽電鉄の軽井沢駅の改札口で、「峰公」と呼ばれる駅員に「らい」患者と見抜かれ、乗車拒否の目に遭った体験を、次のように語っている。

〔昭和二三年に楽泉園に入所したのは〕そうするよりなかったもんね。おでこと鼻の頭にね、急性結節。おれたちは熱瘤って言ったんだけど。おでこのやつがパンクしちゃってね、膿が出るんさ。そんな、しょっちゅう出てるわけじゃないけれど。それは、帽子かぶれば、いちおう隠せるんさね。鼻の頭は、うまくねぇんだいねぇ。いまほど鼻ぺちゃんこじゃなかったから、まだあのころはね。『ラッキー』とかなんとかつった薄い雑誌を丸めてね、顔に、こう、あてて、隠しながら。それで、帽子をかぶってさ。そういうかっこうでこっち来るのに、軽井沢ではねられちゃったわけさ。乗車拒否よ。改札員から「あんたは、乗車しないでください」と。軽井沢に、通称「峯公」っていうのがいて、どうもその人だろうと思うけど、これ、病気に明るいもんだから。で、乗車拒否だもん、乗れねぇんさ。それで困るっていうと、その人がまた、ほんとに泣きついていくってぇと、旅館を案内してくれたりなんかもしたらしいんですよね。で、まだ二十歳だもの、おれ。泣きつくことはねぇやねぇ。切符、もう、改札もしてあったんだから、峯公が行っちゃったら、その後からひょいっと走って出ていっちまえばよかったのに、もう、気がひけてるから、その切符を持ったまんま、先の駅へ……。もう何回か、その草軽電鉄には乗って、うちへ行ったり来たりしてるから、勝手はわかってるんさ。先で乗ればいいやと、そういうつもりでいたの。考えとしては、大変いい考えだったんさ。そしたら迷子しちゃって。線路づたいに歩けばいいんだと思ってね。だけど、この線路、電線が張ってねぇけどおかしいなと思いながら。とんでもない、信越線のほうへ出ちゃって。沓掛のほうへ向かって歩いちゃったらしいんですよ。また、その道、引き返してきて。それで、こんだ、つぎの駅まで、また長いんだわ。暗くなっちゃってね。電鉄のところどころに、番線はってあるんだよね。それにつまづいてさ。しょうがねぇから、線路のなかに入って、歩いて。で、駅員がまだいるから、駅員がいなくなったら待合室で寝ればいいいと思って。そこで一晩野宿して、翌朝早く出て、夕方には草津へ着く予定だったのが、夕立にあっちゃって。とてもじゃねぇが、歩けなくて。雨宿りして。少し小降りになったから、もう、早く草津へ行きたいんだいね。だから、谷所《やとこ》ちゅうところが確かにあったわけなんだけど、まだそこまで来てねぇから、まだだなぁと思って。(『栗生楽泉園入所者証言集(上)』二二八〜二二九頁)

静岡の飯野十造牧師、草軽電鉄の峰公といった、言うなれば一目で「らい」患者を見抜くひとが各地にいたのである。だからこそ、乗車拒否の話は、熊本と菊池恵楓園をつなぐ熊本電鉄でも頻繁に出てくるし、長島愛生園と邑久光明園がある瀬戸内海の長島から陸にあがった虫明《むしあげ》からのバスでも頻繁に出てくるのだ。

したがって、控訴人の「普通の素人の県民、住民、村民、誰もに、医者とおなじような権限を与えて、ハンセン病の診断をさしたんだ」という主張は、いささか誇張の面があるとしても、一般市民が百人いて、そのなかに一人でも「らい病に明るい」と自負する者がいて、「誰それはらいだ」との声をあげれば、当時の「無癩県運動」が渦巻いていた時代には、みながそれに同調するという構図ができあがっていったことは、想像にかたくない。たとえ、それが「誤診」であろうと、「患者の密告」なり「患者狩り」は機能したのである。それが、「癩予防法／らい予防法」下の「無癩県運動」状況における社会的「ラベル貼り」というものであったと言えよう。

大阪で亡母と中学生のTMの二人だけが取り残された件について

原判決は、「原告は、亡母がハンセン病に罹患したことにより、〔社会の偏見・差別にさらされた結果〕亡母の家族が崩壊するという損害を受けたと主張し、法廷においても、それに沿う供述をする。／確かに、長男は、亡母がハンセン病に罹患したと噂になった際に、妻と子供を連れて、亡母の下を離れたことが認められる。しかしながら、二男及び三男は、〔阪大病院〕皮膚科別館の診断書により、亡母の疾病はハンセン病ではないと認識していたのであるから(49)、亡母のその他家族が、亡母がハンセン病に罹患したことを理由として崩壊したとは考え難い。実際、二男が、亡母に対して、度々支援を行ったり、亡母が、三男及び二女に対して、大阪での開店資金を供与したりするなど、亡母がハンセン病に罹患したことが噂になって以降も、亡母とその家族との間の交流が継続していたことは明らかである」（「判決」八五頁）と判示することで、控訴人の亡母の家庭は崩壊していないし、ましてや、崩壊の原因が亡母がハンセン病に罹患したことだとは言えないという事実認定をしている。

いっぽう、控訴人ＴＭは、「語り」で、こう述べている。先にも引用した箇所だが、再掲しよう。

〔大阪で、最初のうちは、次姉もいたり、四兄も一緒にいたけど、二人とも〕すぐに出てしまって。――ちょっとでも食べていく〔足しにしようとして〕次姉がお好み〔焼き〕屋〔やったけど〕、お好み〔焼き〕屋ぐらいじゃあ、食べていけるちゅうようなあれじゃなかった。わしが〔中学校を〕卒業する前に、次姉は〔ふたたび〕結婚して、〔長屋を〕出てましたよ。〔次姉は〕それだけの体験《あれ》をしとるから、もう、自分の身をかためて、自分を保護するというので、精一杯。ひどいめに遭っちゃったから。

〔三兄は、中学校を〕卒業したあと、自転車屋に奉公に行っとって。そこで、自転車だとかバイクの修理ができる具合になっとった。〔それで〕少しでも米でも〔うちに入れて〕もらえればちゅなことで、〔亡母が〕自転車屋をやらせるねんけれどもな。自転車屋も二年ぐらいで、いかんかったな。〔四兄は〕逃げるのは早かったな。自衛隊に行った。逃げるために。

で、〔亡母とわたしの二人の生活が〕ずっと〔続いた〕ですよ。こちらに帰ってくる〔まで〕ずっとです。〔こっちへ帰ってきたのが〕昭和四二年かな。帰ってきてからでも五年ぐらい〔亡母と二人の生活が〕ずっとです。（本書、二六～二七頁）

原判決と控訴人の「語り」と、どちらが現実に即しているのか？　控訴人が語っているのは、被害妄想にすぎないのか？

この問題を考えるにあたっては、ある若手の俊英の社会学者、鶴見太郎(50)が採った方法論が参考になる。鶴見は、歴史を評価する際に、「主観的文脈」に照準を合わせることが欠かせないと述べる。すなわち、「ある主張や思想の意味を深く探るためには、研究者の側で勝手に客観的文脈に適宜言及して関連づける前に、まず当事者自身がどのように当時の客観的文脈との関連づけを行っていたのかを丁寧に検証しなければならないのである」と（『ロシア・シオニズムの想像力――ユダヤ人・帝国・パレスチナ』東京大学出版会、二〇一二年、三五頁）。

わかりやすく解説しよう。彼が研究対象とする、一九世紀末から二〇世紀初頭の「ロシア・シオニス

49　これまた、すでに指摘したことなので、ここではくどくは繰り返さないが、阪大病院皮膚科別館の伊藤利根太郎医師が控訴人の亡母の診断書に「紅斑性ケロイド」と記載して「らい」とは書かなかったからといって、伊藤医師が亡母はハンセン病ではないと診断したわけではない。ハンセン病療養所ではなく、大学病院で治療する以上、「らい」の診断名は書くわけにはいかないだけなのである。それゆえ、伊藤医師が亡母およびその家族の者に対して「亡母はらいではありません」と、言葉に出して説明することはありえない。亡母および家族も、基本的には亡母の病気がハンセン病であることは承知の上でその診断書を受け取ったと解するのが妥当であろう。

ト」を歴史的に評価しようとするとき、かれらは結局、パレスチナに行ってイスラエルの建国に参加もしなかったし、客観的な成果・形跡をロシアにも何も残さなかったではないかと、現時点から歴史を振り返る形で、かれらが当時考えていたことは無意味であったと断罪するのではなく、かれらが生きた時代状況に即して、その時点でかれらが未来に向けて何をやろうとしていたかという「主観的文脈」に照準を合わせるかたちで、再評価しなければならない、というものの見方である。彼の呈示したこの見方は、大方の絶賛を博した。

もっとわかりやすく噛み砕いていえば、過去のある時点での思考・行動を評価するとき、その後に実際に起きてしまったことをモノサシにして、遡って断罪するのは、ジャンケンになぞらえれば、禁じ手の「後出しジャンケン」であるということだ。相手が何を出したかがわかってから、自分のジャンケンの出し方を決める。これは、インチキだ。それと同様なことを、原判決は行っている。

控訴人が訴えているのは、中学生の自分とハンセン病の通院治療をしなければならない母親の二人だけが、大阪の長屋に取り残された。四人の兄と一人の姉は、みんな「逃げてしまった」。それはたまらないことだった、ということだ。ところが、原判決は、「二男は、平成元年八月二三日、母来寮の職員に対して電話を掛け、為替によって一四八万円を亡母宛に送金したので、当該一四八万円を亡母名義の預金にして欲しい旨連絡した」(「判決」八一頁)といった事実を、「亡母とその家族との間の交流が継続していたこと」の根拠としている。これが、〝禁じ手の後出しジャンケン〟であることは、もはや説明を要しまい。一九六〇年前後の中学生だった控訴人TMが、それから約三〇年後の一九八九(平成元)

年になれば、いまはソッポを向いている次兄が、一四八万円ものおカネを母のために工面してくれるなどということがお見通しのはずはない(51)。あくまで、一九六〇年前後の状況のなかで、TMがいかなる立場に置かれ、いかなる苦悩と向き合っていたのかに照準を合わせなければならないのだ。控訴人T

50　鶴見太郎は、一九八二年生まれ。東京大学に提出した博士論文があまりに優秀だったので、二〇一一年三月、「第一回東京大学南原繁記念出版賞」を受賞。ご褒美に東京大学出版会から『ロシア・シオニズムの想像力――ユダヤ人・帝国・パレスチナ』(二〇一二年)として出版される。この本で、「第一二回日本社会学会奨励賞」(二〇一三年)、「第一一回日本学術振興会賞」(二〇一四年)、「第一一回日本学士院学術奨励賞」(二〇一五年)をあいついで受賞。彼は、わたしが埼玉大学を定年退職した翌年の二〇一四年四月に、テニュアトラックで、埼玉大学に准教授として採用された。テニュアトラックというのは、五年任期で、そのかん授業負担は軽減され、研究中心に専念し、業績優秀であれば、そのまま任期なしの専任教員として雇用され続けるというものであるが、優秀な彼は、わずか二年間のみ埼玉大学に在職しただけで、二〇一六年四月には、東京大学大学院総合文化研究科准教授として転任していった。

51　四兄は「陳述書」(乙第一一号証)で、「私は、母が大阪から鳥取に戻る頃、自衛隊での勤務が満期となり、さらに継続するか否かを決める必要があったことから、〔弟の〕TMに対し、「自分一人で母の面倒をみることはできないかもしれないが、二人で働いて母の面倒をみようか」と申し入れました。しかし、TMは、「自分が母の面倒をみる」と言って、そのときには既に大阪の家を売ってしまっており、母と一緒に鳥取に戻りました」と述べているが、これにしても、ずいぶん時間が経ってからの話であり、逆に、それまでの期間は、弟のTMに亡母の面倒をすべてみさせていたことを証言していると解するのが妥当である。

Mが、その時点で向き合っていたのは、次の「主観的文脈」にほかならなかったのである。

みんなが〔母親の面倒を〕みやへんでしょ。わしがいちばんつらかったのは、そういって、〔病気の母親が〕長男からも嫌われ、三男坊からも嫌われてな、みんなから嫌われて。ほんまに、〔母親がわしに〕貯金通帳を見してな、「もう、これ、カネがなくなったら、淀川に……身を沈めて死ぬだけ」という言葉を聞いたときには、なんとも言えん気持ちやったな。それればっかり言うとったですよ。わしが中学校の三年のときやからな。だから、ほんと言うたら、おふくろの話すれば、涙が出てくる。あのときがいちばんつらかったな。ほんとに、一万二千円のカネしか残っていなかったからな。ほんまに、病院代も払わにゃいかんしな。通院費もいるしな。自分も飯食わなきゃいかんしな。（本書、二九頁）

亡母にはその時点で五人の息子と一人の娘がいたが、彼女と起居を共にしたのは、まだ中学生のＴＭただ一人という「現実」が確かにそこにあり、その状況のなかでＴＭの「主観的文脈」は構成されていたのだ。これは、誰も否定することのできない厳然たる事実である。

その「現実」に至った経緯についての、わたしなりの理解は、以下のようである。これまでの記述と重複するところもあるが、再論しておこう。

長兄は「亡母がハンセン病に罹患したと噂になった際に、妻と子供を連れて、亡母のもとを離れた」。

ここは原判決の判示の通り。そして、亡母とT家の面倒をみるお鉢が、次兄のところに回ってきそうになる。わたしの理解では、次兄は、亡母のハンセン病うんぬんよりも、子どものときに他家に養子に出された自分が、いまさらなんでそんな役回りを引き受けなければならないのかとの反撥のほうが強かったであろうと思われる。ただ、その際、原判決のように、次兄は「皮膚科別館の診断書により、亡母の疾病はハンセン病ではないと認識していたのであるから、亡母のその他家族が、亡母がハンセン病に罹患したことを理由として崩壊したとは考え難い」などと理屈づけるのは無用である。長兄が亡母のハンセン病を理由に家を棄てた。そのため、そのお鉢が次兄に回りそうになったが、次兄は引き受けなかった、という事実だけが肝心である。

そして、三兄も、まわりからは、身体が弱くて「農業には向いていない」と見られていた。四兄はというと、まだ中学を終えて間もなく、その意味では年端もいかない彼には、一度、阪大病院皮膚科別館を訪ねたからといって、事態を正確に把握していなかった可能性は否定できない（つまり、四兄は「親戚会議」にも出ていなかったようであるから、母がハンセン病だとはきちんと認識していなかった可能性もありうると思われる）が、四兄からすれば、長兄・次兄・三兄がことごとく母親の面倒を見ることから「逃げて」しまっているのに、四男の自分が貧乏籤を引くいわれはない、と考えたとしても不思議ではない。次姉はといえば、二度の離縁に遇い、中絶まで経験させられている。TMの言うとおり、自分の身を守るのに精一杯だったであろう。――いずれにせよ、長兄が「母はらいの噂」に発して、家を棄てたところから、すべての連鎖は始まっているのだ。げんに、旧家が一つ潰れてしまったという厳然たる事実が、わたしたちの目の前にある。〝亡母の家族は崩壊などしなかった〟という原判決の認定は、虚偽架空のものである。

あとひとつだけ、この問題に関連して、事実認定にかかわる事柄について意見を述べておきたい。原判決は、亡母は大阪にいるとき、「原告のきょうだい（二女や三男）に商店開業に当たっての資金援助を」しているほどであり、「亡母及び原告の生活が困窮していたとまでは認められない」（「判決要旨」二三頁）と判示している。このような事実認定には、わたしは原審裁判官には庶民感覚というものが欠如しているのではないかと思われてならない。原判決は、「亡母は、昭和三四年七月に、大阪市西淀川区出来島町の四軒長屋の一軒を四五万円で購入」しても、なお手持ち金に余裕があって、「二女が大阪でお好み焼き屋を開店するに当たって、二女にその開店資金を供与した上、三男が大阪で自転車屋を開店するに当たって、三男にその開店資金を供与した」（「判決」七八頁）と判示しているが、その資金の元は、鳥取県関金町山口の家屋敷等を売却して得た金員のはずである。ここで、原審裁判官があまりに世事に疎いことを自ら露呈しているのだが、居住地から追われるようにして人が立ち去るとき、その自宅の売却にあたっては、文字通り「二束三文」に買い叩かれてしまうという現実を見ていない(52)。

次姉の「お好み焼き屋」といい三兄の「自転車屋」といっても、けっして、「商店開業」とか「開店」と仰々しく言われるほどの代物ではないはずである。むしろ、「自転車屋」といっても、吹けば飛ぶような、けっして立派な店構えのものではない小店《こだな》のはず(53)。「お好み焼き屋」も、おなじくチャチなもののはず(54)。そうしたものでも、なけなしのお金のなかから、食う足しにならないかと、「開店資金」

を供与した結果、亡母は手持ちのカネが底をついて、「死ぬしかない」と残高が僅かになった通帳を中学生のＴＭに示して、泣き崩れた、というほうが話の筋が通る。

控訴人がハンセン病家族として受けた具体的差別

原判決は、鳥取の中学校で原告が受けたと主張する差別について、「原告は、その本人尋問において、亡母がハンセン病患者であるという話が、（関金町立）鴨川中学校の学区内で広まったために、昭和三五年の春に、鴨川中学校の同級生たちが修学旅行で大阪を訪れた際、鴨川中学校の教師及び同級生から、

52　わたしには、「ある日系二世聞き取り——ハワイにて」（山崎敬一ほか編『日本人と日系人の物語——会話分析・ナラティヴ・語られた歴史』世織書房、二〇一六年、一二四〜一四四頁）という論文があり、多少は日系アメリカ人の問題にも精通しているが、アメリカの西海岸で、またカナダのバンクーバー近辺で、日本人・日系人が「敵国人」としてその土地を追われたとき、かれらの所有する家屋は、ほんとうにただ同然で買い叩かれている。

53　原告ＴＭの「本人調書」（平成二六年一一月五日）によれば、有名自転車メーカーの新車を何台も並べたような店ではなく、部品を仕入れてきて、自分で「組み立てて売る」といった程度の自転車屋であったようだ。

54　次姉のお好み焼き屋のほうも、原告ＴＭの「本人調書」（平成二六年一一月五日）によれば、「子供相手」の店にすぎず、「ほとんど収入どころか、元も上がらんというような状態」であった。

無言で取り囲まれ、原告の問いかけにすら応じてもらえないという扱いを受けるなど、鴨川中学校の教師、同級生及び同級生の父兄から、差別的な取扱いを受けた旨の供述をする。／しかしながら、当時、社会一般に、ハンセン病は恐ろしい伝染病である旨（誤って）認識されていたのであるから、鴨川中学校の教師、同級生及び同級生の父兄が、ハンセン病患者の子であることを理由として原告を差別的に取り扱うのであれば、原告との接触を避けようとするのがむしろ自然であるところ、原告の供述によれば、鴨川中学校の教師及び同級生は、原告を無言で取り囲んだとのことであり、原告との接触を避けようとはしていないというのである。そうすると、仮に、鴨川中学校の教師、同級生及び同級生の父兄が、原告に対して、不利益な取扱いをしたことがあるにしても、その原因が、原告がハンセン病患者の子であるということにあったとはにわかに断ずることができない。／しかも、原告は、鴨川中学校において、同級生に対して暴力的な態度をとったことによって、同級生から恐れられていたことが認められるから、仮に、原告が、鴨川中学校の教師、同級生及び同級生の父兄から不利益な取扱いを受けたことがあるとしても、その原因は原告の暴力的な態度にあった可能性も否定できない」（「判決」九二頁）と判示した。

原審裁判官は、原告ＴＭは、「ハンセン病患者の子であること」による差別は微塵も受けなかったのだと言い張ろうと、無理をしていることが明らかである。原告の「暴力的な態度」の実体は相撲で「さばおり」という荒技を使ったことのようである。一般に、この技をかけられた場合、腰や膝に大きな負担がかかるため、今日では、小中学生等の大会では禁止されることが多いと言われているそうだが、そのことでもって起こりうるのは、生徒同士の反目までであろう。その程度のことで、「教師」や「父兄」

などの大のおとなまで加わって、寄ってたかって特定の生徒に「不利益な取扱い」をするということは、とうてい考えられないことである。

原審裁判官が判断を誤っているのは、わが国の民衆たちが、当時の言葉で言えば「らい」に対していかなる観念を抱いていたかという基本的なところでの知識が、まったく欠如しているところに由来する。原審裁判官が抱いている「ハンセン病」観は、政府が「ハンセン病は恐ろしい伝染病である」と宣伝しているのだから、民衆もみんながみんな、そのように思い込んでいるにちがいない、というものである。しかし、そのような「ハンセン病」観は、当時の現実とは乖離したものだ。いみじくも、控訴人TMが「語り」で語っているところの、「〔この町の〕Tという部落の地主さんがハンセン病に罹って、地主さんだって、宙ぶらりんになっちゃった。「ハンセン病の蔓《つる》だけ」ちゅう噂が、ずうっとあったんですよ。筋《すじ》だってこと。つねに、偏見と差別があった。いまでも、一軒だか親戚が残っておるらしいねんけどな。もう長いあいだ、村八分みたいになってる」（本書、一四〜一六頁）という表象が、わが国の庶民の、当時の言葉でいえば「らい」に対する原イメージを構成していると言ってまちがいない。つまり、基本は、「らい」は、ひとつの「家筋」だということである。「狐憑き」や「犬神憑き」といった「憑きもの筋」と同じである(55)。――かつて、人びとが「地動説」を知らなかったとき、〝太陽のほうが地球を回っている〟と信じて暮らすことに、なんの不便も感じなかったのと同じだと考えればよい。現象的には、それで十分に納得ができてしまうのである。「らい」も、特定の家系に憑き物のようにまとわりついている「家筋」の問題だという理解は、現象を納得するには無理のない理解であった。

もともと、ハンセン病は、感染症だとはいえ、そんなに感染力は強くない。そういう意味では、患者と接したからといって、うつるわけではない。そのことは、庶民が長年の経験から皮膚感覚としてわかっていたのである。（そうでなければ、かつて、「らい」の人たちが乞食を生業《なりわい》として生きてこられたはずがないのである。乞食は、施しをしてくれる人たちとの、まさに接近、接触を不可欠の要件としていたのである。）遺伝でもないから、その家系の人すべてに発症するわけでもない。ただ、現実には、生活環境を共にしてきたゆえに、ハンセン病患者の子やきょうだいに、相対的に多くの患者が出る傾向がみられた。そのことが、「家筋」としての「らい」という表象を、人びとが受け入れやすい素地としたのだ。

わが国政府の採った「強制隔離政策」は、このような庶民に根ざしていた「らい病」観を、〝感染力の強い怖い伝染病〟に置き換えようとする営みでもあった。そうしない限り、「強制隔離」に正当性を付与できなかったからである。しかし、原審裁判官が暗に想定しているように、「ハンセン病は恐ろしい伝染病である」と官民一体となって喧伝したからといって、一朝一夕に、人びとの「らい病」に対するイメージが、すっかりと入れ代わることはなかったのである。

この点について、黒坂愛衣「黙して語らぬひとが語り始めるとき――ハンセン病問題聞き取りから」(56)（日本解放社会学会誌『解放社会学研究』第二六号、二〇一二年）では、次のような事例が報告されている。なお、語り手のAさん（匿名希望）は、一九三六（昭和一一）年、沖縄の小さな島の生まれ。現在は星塚敬愛園で暮らしている。

沖縄戦を生き延びてしばらくすると、Aさんはハンセン病を発症、足に斑紋と結節が出た。一一歳のとき、通っていた小学校から「もう来るな」と言われてしまう。

《Aさん》ぼくがいちばんがっかり、いまでもがっかりしてるのは、ばあさん〔のこと〕です。俺、小さい〔ころ〕、ずっと懐の中に抱かれて寝ていましたよ。そのばあさんが、ぼくが学校から「病気だ」と言われてうちに帰されたときに、その時点から「自分たちは世間に合わす顔がない」と、まったく野良仕事もしなくなった。あれはショックだったです。それまでは、〔母親の病気の〕噂があったんでしょうね、ばあさんは「自分たちの家系には、そういう皮膚病は絶対うつらない」と言い切っていました。〔ところが、ぼくが〕病気になったということ

55　国立ハンセン病療養所松丘保養園の園長を長年勤めた福西征子《ゆきこ》も『ハンセン病療養所に生きた女たち』（昭和堂、二〇一六年）で、次のように述べることで、東北地方では「らいマキ」「らいマケ」という言い方＝観念が根強くはびこっていたことを指摘している。なお、「マキ、マケ」とは、「イッケ」とも言われる同族団を意味する言葉である。

地域によってはハンセン病に対する差別や偏見が根強く残っており、「らいまき」、「らいまけ」などの家筋や血筋に関連した差別用語が隠然と囁かれている。近代医学の進歩によって早期診断・早期治療をすれば、後遺症なく治癒するようになった昨今でもそれは変わっていない。（一三〇頁）

56　なお、黒坂愛衣のこの論文は、二〇一一年度日本解放社会学会「優秀報告賞」を受賞している。

で、まったく外出しなくなった。

Aさんは、三カ月間ほど自宅に閉じ籠もる生活を続けた。親戚がやって来て「箸や食器を別々にしろ」と厳しく言ったが、オバは「この病気はうつらない」と主張。じつは、「浜に下ろされた」男女のあいだで生まれた子どもが、その祖父母に引き取られ、島の集落の中で健康に育っていた。オバは、Aさんよりも六歳ほど年上のこの子どもの例を挙げ、「この病気はうつらない」と言ってAさんをかばってくれたのだ。「あれは、だいぶ救いになったような気がします。差別はまったくなくて、おんなじ食事、おんなじ食器でやってきました」。

やがて結節が顔にも出るようになり、療養所への入所を決める。Aさんは一一歳のときに（沖縄）愛楽園のある屋我地島へ渡っている。（一六頁）

少し解説しておこう。Aさんの母親はハンセン病を発症し、Aさんが八歳のときに、沖縄愛楽園の前身の「国頭《くにがみ》愛楽園」に収容されている。しかし、父方祖母は〝癩は特定の家系にだけ出る病気で、うちの家系には出ない〟と信じていた。祖母からすれば、嫁はヨソ者であり、うちの家系の人間ではないので、嫁が「らい」になっても、動じなかった。しかし、自分の孫であるAが発病したときは、ショックを受け、野良仕事さえ手につかなくなってしまったというのだ（祖母にとっての息子、Aの父親は、召集され、南方で戦死している）。そして、親戚の者がやって来て、うつるといけないから、Aの「箸や食器を別にしろ」と忠告しても、同居していた伯母が「この病気はうつらない」と言い張ったという。伯母の主張の根拠は、ハンセン病になって、集落から追放され、「浜に下ろされて」暮らしている男女のあいだに生まれた子どもが健康に育っている姿を身近に見ていて、「この病気はうつらない」という感覚を保持していたからだ。

要するに、この事例からもわかるように、お上のほうで「らい病は伝染力の強い恐い病気だ」と躍起になって喧伝しても、庶民レベルでは、そのような病像観に一挙に塗り替えられたわけではないというのが、現実なのだ。戦後になっても、古くからの「家筋の病い」という見方が、「強制隔離政策」に伴って喧伝された「恐い伝染病」という見方に完全に一掃されることなく、根強く残っていたのである。

原審裁判官は、そのような実情に疎すぎる。原判決が想定しているのは、ちょうど、SARS《サーズ》か鳥インフルエンザかエボラ熱と同等の「強烈な感染症」イメージであるが、あまりに現実とかけ離れている。当時のハンセン病は、自分の身の安全を確保するためには一切の接触すら回避しなければならないといった、そういう怖い伝染病イメージではなかったのである。ただ、一方で、特効薬が開発されていなかった時代の、病いが進行すると、手の指が曲がり、顔かたちが崩れていくといった、「異形の者」イメージからする、忌み遠ざける感覚も存在していたことは確かであろうけれども。それはウツルという感覚とは別物である。

もう一点、控訴人TMが郷里の中学校時代に受けた差別をめぐってコメントしておかなければならないことがある。原審裁判官は、「鴨川中学校の教師、同級生及び同級生の父兄」がTMに対して「不利益な取扱い」をしたとして、その原因は「ハンセン病患者の子であることを理由」としたものか、それとも、「暴力的な態度」への恐れかの、いずれなのかという問いの立て方をしている。この「あれか、これか」という問いの立て方自体が、差別の顕現ということを考える際にはまったく間違っている。「あれも、これも」が現実に適合しているというのが、長年差別問題にかかわってきたわたしの判断である。

被差別部落で聞き取りをしていても、「ほかのみんなは差別されたけど、わたしは差別は受けなかった」と言う人がいる。そういう人は、腰を低くし、頭をさげて、部落外のひとに接してきたひとだ。そういう、あらかじめ差別に屈している人には、それ以上痛めつける必要性を感じないのか、差別する側からおめこぼしにあずかる場合が多いのだ。それに対して、理不尽なことに抗議をするひと、そういう部落のひとが、生意気だと差別を受ける。

TMの場合、相撲で「さばおり」という荒技を使ったりして、同級生から〝あいつは生意気だ〟とみられていた可能性がある。そういう状況下で、「母親がらいだ」という噂が流れれば、いまがあいつを押さえつける、ギャフンと言わせるチャンスだ、となる。原審裁判官が二つの可能性としてあげた「ハンセン病患者の子であること」と「乱暴者とみられていたこと」は、原因として、あれかこれかの関係にあるのではなく、まさに複合的に結びついて、TMへの差別的扱いを引き起こしたと解するのが、自然であろう(57)。

つぎに、先にも引用したところであるが、原判決は、大阪において亡母および原告が受けたと主張する差別・偏見について、「原告は、その本人尋問において、亡母及び原告が〔大阪市西淀川区〕出来島の家〔＝四軒長屋〕で生活していた当時、亡母及び原告は、亡母がハンセン病患者であることを理由として、近隣住民から嫌がらせを受けた旨の供述をするところ、そのような事実が真に存在したとすれば、そのことを理由として、亡母に具体的な精神的損害が生じたと推認すべきものである。／この点については、まず、出来島の家の近隣住民が、亡母がハンセン病患者であることを認識できたのかが問題とな

57　このあたりのことを、原告の「本人調書」（平成二六年一一月五日）で知りうることも加味して、時間的な流れに即して整理すれば、次のように理解されよう。

　ＴＭが小学校五年生ころには亡母が「らいに罹ったとのうわさ」が広がり、小学校六年生の春には、長兄、次姉が離婚となる。この時期から中学校一年生にかけて、ＴＭには友達がいなくなった。「〔鳥取県の〕中学校から大阪に行く前ね、やっぱり、これまでの友だちも、もう、妙な目で見るようになってしまったけれどな。友だち、いっぺんでなくなりましたね。蜘蛛の子を散らさしたぐらい、パァーッと逃げてきますよ。もう〔学校へ〕一緒に行く者もおらねば、一緒に帰る者もおらん。そりゃあ見事や」（本書、二八～二九頁）と。しかし、ＴＭは腕力が強かったようで、休み時間に取る相撲で、「さばおり」という荒技で相手を負かしてしまう。いわば力を誇示することでもって、ＴＭに対する「いじめ」が噴出するのを押さえていたと言えよう。

　しかし、中学校二年生の五月に大阪に転出し、翌年、故郷の鴨川中学校の三年生になった同級生たちが修学旅行で大阪にやってきて、その顔ぶれのなかに従兄弟もいるということの懐かしさから、ＴＭが会いに行ったとき、「みんな出てきたよ。わあわあ囲まれたわ。それはそこのすごさの迫力があるわ」（本人調書、九四頁）という状況が出来《しゅったい》した。日常的には、鳥取と大阪に離れて、いくら力持ちとはいえ、もはやＴＭの仕返しを心配する必要がなくなった状況で、マジョリティグループによる孤立したＴＭへの威嚇が現前したのだ。

るが、亡母には、〔前述のとおり〕顔、右前腕、右上腕及び左下肢の紅斑や両手の水疱などの症状があらわれていたことが認められるものの、一般に、ハンセン病の診断をした医師ですら、亡母の後遺症を「多発性関節リウマチ」などと診断し、ハンセン病とは診断していないのであるから、一般人が、亡母の外見から、亡母がハンセン病患者であると認識することができたとは考えにくい。／このように、一般人が、亡母の外見から、亡母をハンセン病患者であると認識することができたとは思われないことからすると、仮に、亡母及び原告が、出来島の家で生活していた当時住民から嫌がらせを受けた事実が存在するとしても、亡母がハンセン病患者であったことがその原因であったと断定することは困難である」（「判決」八六頁）と判示している。

原審裁判官の、医師ですらハンセン病の診断は困難であり、ましてや、一般人にハンセン病患者だと判断できたはずがないという判断の間違いについては、すでに縷々述べたので、ここでは繰り返さない。もし、原判決の判示するとおり、医師にもハンセン病の診断は困難であり、一般人にはハンセン病患者だとの認識はできようはずもなかったとの言説が妥当性をもつとすれば、身近なところのハンセン病患者を見つけて密告することを奨励していた「無癩県運動」は成り立たなかったことになる。わが国の歴史の汚点として、現に「無癩県運動」は存在していたにもかかわらず、だ。差別の問題をめぐって、「あった」のに「なかった」ことにする、「ある」のに「ない」ことにする、ということが往々にしてまかり通ってきた。これは、マジョリティ集団のなかの、直接的に「差別する人間」ではない人たちが犯しやすい過ちであって、それ自体、「差別を温存する行為」として批判されなければならないものである、ということだけは言っておこう。なぜなら、問題を隠蔽し、人びとから差別に対抗する措置を考える機会を奪うものであるからだ。

大阪での体験について、控訴人TMの「語り」をみてみよう。

〔大阪でわしと亡母が〕住んでおったところが、大阪市西淀川区出来島町。〔昭和九年の室戸台風で流されたハンセン病療養所〕外島保養院はね、いまで言えばね、大阪市西淀川区佃町というところになっておるんだと思う。ひとつ隣。直線コースでいえば、五〇〇メートルぐらいのところに住んでたということですよ。中学校の二年当時、そこに魚釣りに行っとってボラとかウナギを釣った覚えがある。中島町の新しい堤防ができておる、そこの海の真ん中に煙突が建っておったですね。その当時は、なんの煙突かなぁと思っておったけれど、大橋があって、あすこが外島保養院だった。外島保養院が室戸台風で流されたときには、中島も流されておるはずやけれども、じゃ、どこに、みんなが助けを求めて上がったかといったら、出来島町ですよ。

だから、〔ハンセン病のことは〕よぉ知ってましたよ、みんな。まわりの者《もん》、よぉ知っとった。〔母が〕こんな、変な、顔面神経麻痺になって……。ガラガラっと戸が開いたから、誰かなぁと思って〔出てみても〕、誰も来てへんわいな。朝になったら、黒い肉が、死んだのがあったりな。〔誰かが意図的に玄関先に放り込んだんだと〕まぁ、そうとしか言いようがないな。まわりの食堂屋とか喫茶店に行っても、もう〔一度行ったら嫌な思いをさせられて二度と〕行かんかったからな。コーヒーのなかにゴキブリが入りよったりな。食堂で飯食おうとしたらな、やっぱり、なんかしらんけど、ゴキブリが入っておる。一回で、もう行かんと思った。ここらのまわりじゃあ、ちょっと買い物もできんわ、飯も食えんわ、っていう印象だった。（本書、二七～二八頁）

大阪の住まいの戸口に、動物の死骸が投げ込まれた。近所の喫茶店に行けば、コーヒーにゴキブリが入れられた。食堂屋に行けば、飯のなかにゴキブリが入れられた。――尋常ならざる嫌がらせである。普通、いかに嫌な客が来たからといって、食べ物を扱う店の人間が、食べ物にゴキブリを入れたりはしない。ゴキブリを入れられた客に「ゴキブリが入ってるじゃないか！」と叫ばれたら、たちまち食べ物商売は成り立たなくなってしまうことは必定だからだ。それなのに、ゴキブリを入れたということは、そういう嫌がらせをされても、その客が、自分のほうに後ろめたさがあって、「ゴキブリが入ってるじゃないか！」と叫んだりすることができない存在だということを知っていなければならない。さらには、たとえ、その客が「ゴキブリが入ってるじゃないか！」と騒いだとしても、店に居合わせた他の客たちが、その客に対してなら、そのような仕打ちをしても当然であると了解してくれるはずだということが確信されていなければならない。

ここで少し回り道になるが、佐藤裕(58)の著書『差別論――偏見理論批判』（明石書店、二〇〇五年）に言及しておこう。この本で佐藤は、「三者関係モデル」のアイデアを用いて、「差別行為とは、ある基準を持ち込むことによって、ある人（々）を同化するとともに、別のある人（々）を他者化し、見下す行為である」（六五頁）と、差別の成り立ちを説明している。「三者関係モデル」とは、「差別する人」と「差別される人」の二者に注目するのではなく、そこに差別する人に「同化される者」を入れたモデルである。わかりやすく説明すれば、こういうことだ。差別するというのは、ある人（々）を他者化する（＝除け者にする）と同時に、別のある人（々）を同化する（＝共犯者としての仲間に引き込む）ことで、「われわれ」という関係を作り出すことである、と。

ゴキブリ事件を、この理論でもって、いまいちど説明しよう。出来島の店主は、ＴＭを「ハンセン病患者の子」として「他者化」する（＝除け者にする）。と同時に、その場に居合わせた他の客たちに、みんなも、「ハンセン病患者の子」の仲間なんかじゃなくて、「ハンセン病患者の子」とは付き合いたくないという俺の仲間だよなと、無言で呼びかけ、「同化」を達成することで、結束した「われわれ」を作り出そうとしたのである。

客として来たＴＭの食べ物にゴキブリを入れても、彼は「ゴキブリが入ってるじゃないか！」と叫んだりはできないことがわかっていた。仮に、ＴＭが騒いだとしても、他の客はみんな自分の味方になってくれるとわかっていた。——そういう要因は、このケースでは、ＴＭが「ハンセン病患者の子」であったという要因以外には、考えられない。もし、それを否定しようとするならば、前述の条件を満たす他の要因を具体的に提示しなければならない。

58　佐藤裕は、現在、富山大学人文学部教授。

ハンセン病患者に対する差別語としての「手のくされ」「マンゴー」

控訴人TMは、原審の「本人尋問において、亡母が、〔養護老人ホームの〕母来寮において、「マンゴー」(ハンセン病を意味する呼称)と呼ばれたり、食事や入浴を最後にされるなど、ハンセン病を理由とする差別を受けた旨を供述」したが、原判決は、これに対して、「鳥取において、「マンゴー」という言葉は、摩滅して丸くなること(手の指が曲がっていること)を意味する言葉として使われているものであり(59)、必ずしもハンセン病患者を意味するものではない。そうすると、仮に、亡母が、母来寮の職員及び入所者から「マンゴー」と呼ばれていたとしても、その事実は、母来寮の職員及び利用者が亡母の手が摩滅して丸くなっていることを認識していたことを示すものではあっても、亡母がハンセン病患者であることを認識していたことを直ちに示すものとまではいえないから、その事実のみを根拠として、母来寮の職員及び利用者が、亡母がハンセン病患者であると認識していたと認めることはできない」(「判決」八六〜八七頁)と判示している。

大阪から鳥取に戻ってきた亡母が、差別語でもって侮辱された場面を、TMは二つ語っている。ひとつは、鳥取県大栄町に戻ってきた翌年の一九六八(昭和四三)年に、六〇歳になった亡母が町民検診に出掛けたところ、地元の医者に「手のくされだな」と言われた出来事であり、いまひとつは、一九八四(昭和五九)年に養護老人ホーム「母来寮」に入所したが、そこで他の入所者に「マンゴー」という言葉を投げつけられたという出来事である。

〔ここへ戻ってきて〕町の健康診断があるちゅなことで、病院に行ったら、「おまえは、手のくされだな」って言われたって言ってな、もう、そこへは絶対行かんかったな。それと同様なことがあって、〔地元の〕歯医者さんにも行かんかった。歯医者はどこに行きよったかといったら、汽車に乗ってな、〔遠くの歯医者さんまで〕行きよったな。（本書、三六頁）

けっきょく、いうたら、手が悪い。だから、うちのおふくろも、「マンゴーや、マンゴーや」って言われてな。こうやって、〔指が縮んだ手で〕箸を挟んで、飯を食いよったから。「マンゴー」。ここらの方言で言えば、「らいだ、らいだ」ちゅうことと一緒の意味があんねんけどな。手が、こ

59　じつは、わたしは、二〇〇六年一二月のTMからの聞き取りの時点でも、『日本アジア研究』第七号（二〇一〇年）に「「らい予防法」体制下の「非入所者」家族」を書いた時点でも、「マンゴー」とは果物のマンゴーであり、その丸い形状が後遺障害として指の落ちて丸まった手を揶揄するかたちで差別的に用いられているものとばかり思い込んでいた。しかし、第一審で被告国側から証拠として提出された書証のなかに、「まんご」とは鳥取地方の方言のひとつであり、「まんご＝不完全な様子」、「まんご＝冬の寒さで手の指が自由に動かないこと。手足のしびれ。（例）手がまんごになった」、「「マンゴ」は鳥取で「摩滅してまるくなる」意。恐らくマルッコイ→マルコイ→マルコ→マンゴと転じたのであろうか」とあることを教えられた。

んなんなってるからな。まぁ、カルテにも書いてあるようにな、口も、両側《りょうそく》の顔面神経が麻痺して。どうしても、やっぱり……、それで嫌われて、一緒に飯も食わさしてもらえんかった。いちばん最後にひとりで食事した。お風呂もそうやね。うちのおふくろは、すべて最後ですよ。そらぁ、垢も浮いてくれればな、いろんな、そういった環境のなかで、ね、いちばん最後の風呂に入ってな。ほんまに、まったく認めてくれやへん。（本書、四三頁）

まず、町医者による「手のくされだな」という表現が、ハンセン病罹患者に対する差別表現であることは、論を俟たない(60)。一度「らいの噂」がたったものは、消え去ることはない、ということだ。一九五九（昭和三四）年に、「らいの噂」が広がり、逃げるようにして大阪に行った亡母のことは、住民たちの記憶からは消えていなかったということだ。その背景としては、一九六〇年代末のこの時代、戦前戦後に吹き荒れた「無癩県運動」によって植え付けられた偏見を払拭する人権教育も社会啓発も、まだなにもなかったことを押さえておかなければならない(61)。

ハンセン病の後遺症で指が落ち、手が丸くなってしまった人を指して「マンゴー」と呼ぶのを、原判決は差別表現と認めようとしていない。わたしは、故・磯村英一先生(62)との共編で『マスコミと差別語問題』（明石書店、一九八四年）という著書がある。専門的立場から、差別語がいかなるものであるかについて、ここで述べておきたい。

差別語の大きな特徴のひとつが、止むなき隠語化の傾向をもつ、ということである。まずは、部落差別問題での差別語を例にして、具体的に説明していこう。現代に至っても差別が解消することなく続いている部落差別問題(63)は、前近代社会における賤民身分制度に淵源する。差別語は、そこでの身分呼

60 「意見書」を提出した後のことであるが、二〇一六年一〇月一四日の「ハンセン病家族集団訴訟」の第一回口頭弁論期日のために用意された原告番号一番(林力)の「陳述意見書」では、「わたしは小学校で「くされの子」と呼ばれていました」との記述が見られた。「くされ」は、ハンセン病に対するストレートな差別語である。

61 厚労省と法務省が、日本各地を巡回するかたちでの「ハンセン病問題に関するシンポジウム」を実施し始めたのが、やっと二〇〇五(平成一七)年度からである。

62 磯村英一先生は、東京都庁勤務のあと、東京都立大学教授、東洋大学学長などを歴任。都市社会学者であるが、晩年は、いわば同和問題の大御所的存在であった。『マスコミと差別語問題』は、磯村先生が放送文化基金から研究助成金をもらってきて、当時若手の社会学者であったわたしたちに自由に調査研究をさせてくれた、その成果である。東京の代々木公園隣のNHK放送センターのアナウンサー室に行くと、数冊の本書が書棚に並べられていたのを思い出す。また、本書はこの種の本としては珍しく、七刷を重ねた。

なお、磯村先生とは、その後、千葉県からの委託の同和問題に関する県民意識調査の進め方をめぐって意見が分かれ(わたしが千葉県内の実情を予備調査してから調査票を作成すべきだと進言したのに対し、磯村先生は、国のレベルで繰り返し実施されてきた、わたしからすれば無内容な既存の調査票をそのまま使えと言って譲らなかった)、付き合いが途絶えた。わたしが「千葉県人権問題懇話会座長」(二〇〇二年~二〇〇四年)、「千葉県人権施策推進委員会委員長」(二〇〇四年~二〇一一年)を務めるのは、ずっと後のことである。

63 現在もなお部落差別が存在するという認識の下に、「部落差別の解消の推進に関する法律」が二〇一六年一二月九日に成立したところである。

称、「穢多」「皮田」「長吏」を侮蔑的に用いるところから始まる。「穢多」は「エッタ」となまることで、いわば口語化した差別語となった。「皮田」には、「坊」(64)の字が付けられることで、「皮田ン坊」となり、「皮ぼう」、さらには「カボ」となまっていった。「長吏」にも「坊」の字が付け加えられて、「長吏ン坊」、さらには「チョーリッポ」という差別語となった。しかし、これらの差別語は、あまりにも対象をストレートに名指ししていて、憚られる。――被差別者を、あからさまに指し示して侮蔑することが「憚られる」のは、ひとつには「後ろめたさ」であり、いまひとつには「潜在的恐怖心」ゆえであると考えられる。ことに、時代を遡れば、賤民とされた人たちは、特別な能力をもつ人たちだと表象されていた。すなわち、この世に邪気が充満し「穢れた」とき、それを「清める」能力をもつのが、かれらだったのである。ケガレをキヨメる能力、それは常人のなせる業ではない。その意味で、当時の支配層も平民たちも、賤民たちを、侮蔑しつつも畏怖していたと考えられる。

そういう意味で、被差別者をあからさまには名指さない、隠語化した差別語が、考案されていく。旧「穢多」身分の人たちに対して考案された隠語としての差別語が、「四つ」の語であった。かれらが皮つくりのために斃牛馬の処理をしていたことを取り上げて、「四本足」の動物を取り扱うところから、「ヨツ」を、かれらに対する隠語としての差別語としたのであった。しかし、「ヨツ」という差別語はあまりに広く流布してしまって、隠語としての要件を満たさなくなっていく。とりわけ、一九二二(大正一一)年に結成された水平社運動の高揚と、その糾弾の戦術が広く知れ渡っていくにおよび、「ヨツ」をさらに言い換えていくかたちでの被差別部落に対する差別語の隠語化は、どんどん進んだ。たとえば、親指を折り込んでの「トウチャン、ネンネ」の科白（「四本指」をイメージさせる）。あるいは、「レンガ一束」（レンガは四コで束ねられた）、さらには、「B29」（米軍の戦闘機B29は四発機であった）、あるいは、戦後にテレビ放映が始まった一時期には「NHK」（当時、NHKのチャンネルは四チャンネルであった）。こういう隠語であれば、ひそひそ話で差別の会話をしていて、たまたまそれが当事者の聞くところとなっても、言い開きができるからである。

ハンセン病問題での差別語も、隠語化によって成り立っていたと言える。そもそも、古くから日本では、ハンセン病罹患者を言い表すのに、「片居《かたい》」の語が使われた。社会の片隅に居る者たち、の意である。かれらが「乞食」を生業《なりわい》としていたところから、そう呼ばれたという。さらには、それがなまって「かったい」と言い表された。江戸の「いろは歌留多」には「かったいの瘡《かさ》うらみ」という文句が、大差ないものを見てうらやむことを戒めるものとして、取り入れられた。ここで「瘡」は、梅毒患者のことである。

こうして、日本各地で、ハンセン病患者に対する、明らかに差別的含意が込められた表現としては、「乞食」に連なる言葉が選ばれていった。九州南部では「コシキ」がハンセン病患者に対する差別語と

64「坊」の語は、一般に、〝人並みではない〟〝一人前ではない〟とされる対象に付けられる接尾語である。「赤ん坊」のばあいは、まだ一人前になっていないがゆえに、小さくてかわいい存在だとされる。唯一、プラスイメージの用法であろうか。それ以外、「食いしん坊」「怒りん坊」「けちん坊」「立ちん坊」「黒ん坊」等々、思い浮かぶのはすべてマイナスイメージの用法ばかりである。

なった。奄美では「ムレッグワ」。沖縄では「コンカー」「クンチャー」。すべて、もともとは乞食を意味する言葉であるが、人びとの口にされるときは、ハンセン病患者に対する侮蔑語としてであった。あるいは、他にも、連想をたくましくして、さまざまな隠語化した差別語が作られ流布していった。東北地方では「ブンヅー」が、それである。これは、もともと、山葡萄の意味であるが、それが熟して、潰れたときのイメージを、治療手段がなかった時代のハンセン病患者の重篤化した症状に重ね合わせたものである。あるいは、ハンセン病の後遺症で、手の指が落ちた状態を指して、「生姜手」「スリコギ」といったものも、隠語化した差別語となったという報告を、わたしは受けている。

以上の考察を踏まえて、あらためて、母来寮の入所者たちがTMの亡母に対して「マンゴー」という言葉を投げつけた一件について検討してみよう。その際、マックス・ウェーバーが因果帰属のために用いた「思考実験」という方法を採用することにしよう。社会的な出来事では〝実験室におけるような実験〟をやってみることはできない。「思考実験」というのは、その代わりに、〝頭のなかでの実験〟をやってみるわけだ。つまり、仮にある要因がなかったとしても、実際に起きた出来事がその通りに生じたであろうか否かを、思考上で〝実験〟してみるという方法である。

まずAとして、母来寮の入所者たちが亡母に対して「マンゴー」という言葉を投げつけたという出来事がある。帰結としてのCとして、そのようなことがあった後、亡母はいわば仲間はずれにされ、食事も入浴も一番最後に一人でせざるをえない状態が生じた。その間に、母来寮の入所者たちが亡母の指が落ちた状態はハンセン病の後遺症だと認識していたという媒介要因Bがなかったとしたら、と思考実験してみるのである。すなわち、母来寮の入所者たちが亡母の〝指が摩滅して手が丸くなった〟状態は、生まれつきの障害であるとか、なにかの事故のせいだと理解していたとしよう。そうした場合には、同情こそすれ、仲間はずれにはしないであろう。「マンゴー」という言葉の投げつけと「仲間はずれ」のあいだには、亡母を「らい」患者として忌み嫌う感情が介在すると捉えることで、はじめてその意味の連鎖が了解可能となるのである。――かかる意味で、母来寮の入所者たちによって用いられた「マンゴー」の語も、わたしが縷々説明してきた隠語化した差別語のひとつであると判断するのが妥当であろう。

そして、一言、付け加えておかなければならない。亡母の指が落ちて摩滅して丸くなった手を指して、母来寮の入所者たちが「マンゴー」という隠語化した差別語を用いて、TMの亡母を侮蔑した行為に対して、原審裁判官が、そのような差別をした入所者たちの側に「同化」して、いやいや差別なんてしてませんよと言明するとき、さきに引用した佐藤裕の「三者関係モデル」の理論によれば、原審裁判官自身が、「差別する者」たちの「われわれ」(inclusive we)関係に身を投じているとの指摘を免れ得ないということである。もはや、原審裁判官の行ったことは、差別温存行為というなまぬるい罪を超えて、差別加担行為として指弾されなければならない、と言われてもやむをえまい(65)。

県職員を鉈で殴った事件について

最後に、もうひとつ、素通りできない出来事がある。それは、二〇〇三(平成一五)年七月二四日、

TMが鳥取県職員を鉈で殴打した事件である。この事件につき、原判決は、「認定事実」として、サラッと以下のことを記載しているだけである。

原告は、平成一五年七月二四日、被告〔鳥取〕県の健康対策課職員を鉈で殴打したことにより、殺人未遂等の被疑者として現行犯逮捕された。この出来事は、ハンセン病に罹患していた亡母に対する行政の対応に不満を述べる原告と上記職員とのやりとりの中で原告が激高したことから生じたものであった。

鳥取地方裁判所は、平成一五年一〇月一〇日、原告に対して、殺人未遂等により懲役四年に処する旨の判決を言い渡した。

広島高等裁判所松江支部は、平成一六年七月二六日、原告に対して、殺人未遂等により懲役三年

65　この「意見書」を執筆中の二〇一六年五月四日の『朝日新聞』朝刊の「ことばの広場／校閲センターから」のコラム欄に、ちょうど、「隠語化される差別／子どもの心に潜む蔑視」と題する記事が載っていた。参考までに引用しておくとともに、差別語の隠語化の問題について補論しておきたい。

「「がいじ」って、どういう意味?」。数年前、東京都内の小学校四年生だった長男から尋ねられました。友達をからかう時などに言うようでした。

当時の担任の先生に聞くと、「教員の前では使わない言葉。最初は私も意味が分かりませんでしたが、ほとんどの子も分かっていませんでした」。

調べてみると、この言葉はかなり前から使われていました。朝日新聞では一九八八年、都内の中学校教員からの投書にありました。生徒がよく使っていると紹介し、こう続けます。「大変いやな、耳ざわりな言葉です。なぜなら「身体障害児」を縮めて言ったものだからです」

「うろ覚えですが、四〇年ほど前に京都市で小学生が使うのを聞いた」と話すのは、俗語に詳しい梅花女子大学の米川明彦教授です。

この言い方について、障害児を自分たちとは異なる者、劣る者ととらえた時、新しい言葉をレッテルのように貼りつけ、蔑視する気持ちを表そうとしたもの、と説明します。

「その際、何のことかばれないよう、「障」の字を省略して、がいじという不快な隠語が作り出されたのです」。ある言葉の頭の部分を略すのは「上略」といい、元の語が何か分かりにくくする方法だそうです。例えば、(友)ダチ、(暴走)ゾクも、かつては仲間内でしか通じない隠語でした。

最近は障害とは関係なく、何か物事に失敗した自分を「今の俺、がいじ入ってた」と言ったりもしているようです。

子どもたちの間で広まっていることを問題視した福岡県糸島市教育委員会では昨年、この言葉に絞った指導の手引を小中学校の全教員に配りました。指導主事の武田巨史さんは、障害者みたいなものだという発言には、障害者は自分よりも下だという差別の心があると指摘します。「人として使えない言葉だということを伝えていきたい」と話しています。

ここで朝日新聞の記者が言及している「隠語化」の作られ方は、「略語化」によるものである。その場合、「友達」→「ダチ」、「暴走族」→「ゾク」といったものは、仲間内での隠語形成であり、内輪での互いの親密さの表現である。だが、自分たちの外部の特定の存在者を指し示すかたちで略語化される言葉は、この記事が指摘しているように、そこに差別の心、蔑視の心を潜ませている。じつは、「障害児」→「ガイジ」、あるいは、「身体障害者」→「シンショウシャ」といった略語化は、その前史をもっていることを忘れてはならない。わたしは、『マスコミと差別語問題』のなかで、「差別語とはいったい何かということを、定義風に述べれば、それは、歴史的・社会的な過程のなかで、現実社会に厳存する差別的な諸関係が一定のコトバにまといつくことによって、それ自体に特定の被差別者たちにたいするネガティヴな情動的意味あいが固着せしめられたコトバのことである」（一六頁）と規定したけれども、そのようなネガティヴな情動的意味あいが固着した言葉としての「かたわ」という差別語が先にあって、そのような言葉が世の中で野放図に使われ続けることは望ましくないと考えた人たちが、あらたに作りだした言葉として「身体障害者」が世に広まり、定着した。それをわざわざ「シンショウシャ」と略語化して使うということは、使っている側は、むしろ身体障害者に対する親密感を表しているのだと思い込んでいることもままあるが、じつはパターナリズムによって対象を哀れみの目で見ていることが多い、ということがある。朝日新聞が取り上げた「がいじ」の語も、「かたわ」→「障害児」→「がいじ」という一連の経過のなかで、その意味を押さえておく必要があろう。このような〝外部集団〟にたいする略語化による隠語としての差別語には、たとえば、「朝鮮学校生」→「チョンコー」がある。しかし、「がいじ」にしても「チョンコー」にしても、略語化される前の元の語と隠語との結び付きは明確であり、それは差別にあたると指摘されたときには、言い開き、誤魔化しができないものであり、「何のことかばれないよう」にという企みの点においては、いい加減なものである。

それに対して、略語化と並ぶ隠語形成の手法として、もうひとつ押さえておくべきものとしては、「連想」によるものがある。いま問題にしてきた「ハンセン病罹患者」を指しての「マンゴー」は、ハンセン病による後遺障害からの連想によるものであるという意味で、こちらの系列に属する。略語化による場合は、仲間内の親密さ表現のケースがありうるが、「連想」によるものは、わたしの知るかぎり、すべて〝外部集団〟に対するものであり、侮蔑の対象と隠語との結び付きを連想で媒介させているだけに、いざというときに、しらばくれる余地を残しているのであって、「何のことかばれないよう」にという企みを本質的に内在化させているという意味で、いっそう質《たち》が悪いものであると言える。

そして、ときには、連想によって隠語化された差別語は、その言葉を投げつけられた側になんのことを言われているのか理解できない事態をもたらすことさえある。黒坂愛衣『ハンセン病家族たちの物語』の第8話「遺族訴訟の先頭に立って」の語り手・赤塚興一は、そのような体験をしている。一九四七（昭和二二）年二月、小学校二年生の終わりに、彼の父親が奄美和光園に収容された。その後、彼は遊び友達から「コジキ」と言われる。興一さんに「コジキ」と言ったのは、おなじ浦上集落に住んでいて、「うちの親父とむこうのお母さんと、イトコどうし」の友達であった。

……遊んでたら、いきなり〔わたしに〕「コジキだ」ちゅって、唾を吐いて、バーッと逃げる。日ごろ遊んでる同級生が八名ぐらいおって、そのみんなも逃げていくわけです。……それからは〔一緒に〕遊んだ覚えがないです。

興一さんははじめ、なぜ自分が「コジキ」と呼ばれるのか、わけがわからなかった。「コジキ」とは「物を貰いに来る人たち」のことだと思っていたからだ。（二七六〜二七七頁）

原審裁判官なら、言われた側が訳がわからないのであれば、それは、差別語を用いた差別表現とは言い難いと判断するかもしれない。しかし、差別の言葉というものは、たんに言葉だけが投げつけられるのではなく、一定の独特の表情、仕種《しぐさ》とともに浴びせ掛けられるものである。赤塚興一のばあいには、「唾を吐きつけられる」という行為とともに「コジキ」という言葉が投げつけられている。したがって、訳がわかろうとわかるまいと、差別の言葉のターゲットとされた人の心には、深い傷が残るものなのである。養護老人ホームでTMの亡母が「マンゴー」の語を投げつけられた出来事を読み解くとき、原審裁判官はそのへんの事情をまったく理解できていないと言わざるをえない。

に処する旨の判決を言い渡した。（「判決」八三頁）

わたしたちが、聞き取りのために、二〇〇六年一二月二二日に鳥取県北栄町の自宅にＴＭを訪ねたことは、すでに述べたとおりである。前述の「懲役三年」の刑を終えて出所したのが、二〇〇六年九月一九日のことであったから、出所後まだ三カ月少々しか経っていないときであった。そのとき、ＴＭは一見不可解な言葉をいくつも発した。「こんなことで終わっちゃあ、死んでも死にきれん」。そして、減刑を求める八四〇〇筆の嘆願署名もあって、一審の「懲役四年」から二審の「懲役三年」に減刑されたことに対しても、「わしは、これが刑が伸びて、〔懲役〕四年が、五年になろうと六年になろうと、そんなに負担ではなかったんですよ。そのつもりで、この犯罪を起こしておるからね」。そして、ＴＭが拘置所から弁護士に宛てて出した膨大な手紙のコピーを見せてもらったが、そこには「真相解明の為」という言葉が頻出していた。「日本が文明国で有ると県知事が考えるなら、ちゃんと私ＴＭの質問に解答《ママ》すべきなのです」という表現も見られた。どうやら、ＴＭは、あえて「犯罪」を犯すことで、「裁判という場」に行政の責任者、県知事を引っ張りだして、対決しようとしていたのではないか、と推量された。――あまりにも荒唐無稽な発想だが、ＴＭがなぜ、いかにして、そのような考えに至ってしまったのかを、先に言及した鶴見太郎の「主観的文脈」理解の方法によって、接近してみたい。この点をめぐって、ＴＭがわたしたちに語ったところを跡づけていこう。

一九八三（昭和五八）年一二月一四日に脳梗塞で倒れた亡母は、一九八四（昭和五九）年二月一日、養護老人ホーム「母来寮」に入所。

人間、終わりよければすべてよし〔と言うけれども、亡母は昭和五八年の暮れに脳梗塞で倒れて、平成六年に亡くなるまでの〕いちばん最後の一〇年、老人ホームで世話になったねんけれどもな、〔そこで〕ひどい目に遭っとった。〔ひどい目に〕遭うんだったらな、わしから見たらな、〔亡母をハンセン病療養所に入所させないことを〕正しいと思ってやってきたけれども、〔社会は〕まったく受け入れてくれんかったじゃないか、と。わしがやってきたこと、間違いでなかったかという疑問が湧いてきたということですよ。ね。早いこと言えば。普通一般の老人ホームだったら、〔ハンセン病の後遺症で〕あれだけの障害を持っておったら、差別が起こって当たり前とちがうんか、と。〔だったら〕はじめから〔ハンセン病〕療養所のほうがよかったんとちがうか、というのが、わしの結論ですよ。それから考え方が、ころっと違ったんですよ。まったく老人ホームでも理解されんかったからな。（本書、四二頁）

〔亡母は〕それはひどい状態であったということは事実ですよ。〔出稼ぎ先から〕ここにわしが帰ってきたときに、〔老人ホームから自宅へ〕連れて帰ってやる。「もう老人ホームには帰らんからな。だから、電化製品を揃えとってくれ」ちゅなことを言うから、ポットやとか電気釜やとか揃えてね。それから、冷蔵庫の中にはいっぱい、卵やとか魚、ああいったもの、しばらく食うぶんを置いて、米も二〇キロ買って、置いといてやったら、二週間か三週間ぐらい、自宅《ここ》でひとりで生活するけれどもね、やっぱり、脳梗塞で倒れておるから、〔自分では〕それ以上の買い物もできへんしね。余儀なくされて、また老人ホームへ帰ると。老人ホームにまた連れていきよったのが、〔子どものときに他家に養子に出た〕次兄ですよ。また、わしが田舎へ帰ってきて、自宅《ここ》に連れて帰る。その繰り返しですよ。その繰り返しが、三年ぐらい続きましたかな。実際には、まぁ、諦めたっていうかな、それで、もう〔亡母はなにも〕言わんようになったけれどもな。（本書、四六頁）

〔ハンセン病療養所に入所せずに、外来治療で頑張り、その後も社会で暮らす亡母を支えてきたのは〕よかれと思ってやってきたねんけれども、母親が老人ホームへ行って、あれだけ、みんなからいじめられて。ほんとに、これでよかったんか。人間は、最後よければ、すべてよし、というような考え方があんねんけれどもな、人生のいちばん終末でな、こういったこと、ほんまいうて、わしはやらしとうなかったというのがホンネですよね。ひじょうに、いまでは後悔してます。療養所のほうがな、だから、住めば都というのでな、それは、療養所に入ったときは苦しいかもしらんけれども、中に入って、いろんな友達ができたらな、短歌をつくったり、俳句をつくったり、陶芸をやったりとかな、いろんな楽しみ方で、これまでずっと生活してきてはると、わしは見てます。あの療養所の中にいてもな、おなじ悩みをもつ者どうしがいたほうが、やっぱり、楽しかったんとちがうんか、というのが、わしのいまの意見ですね。（本書、四九〜五〇頁）

このＴＭの体験は、ライフストーリーの語りにおける「転機」と言われるものに相当する。この時点で、ＴＭは、亡母に「よかれ」と思って、「非入所」の生活を支え続けてきたが、そうではなくて、ハンセン病療養所に入所していたほうが、亡母の老後は幸せだったのではないかとの、価値判断の大転換を体験したのだ。

ここから、行政に対するＴＭの相談および／もしくは抗議の行動が始まった。

いろんなところに相談に行きましたよ。前々町長の当時、悩みの相談を受け付けます、相談場所がありますからっていうので、行きました。相談員が二人おりました。「らい」という言葉を聞いただけで、飛んで逃げましたよ。〔役場も〕相談にのってくれんかった。保健所は、話を聞いただけ。〔保健所へ行ったのが〕平成三年。母親も連れて行ったこともありますしな。老人ホームからね、わしが抱いてな、連れて行ってやった。まだ歩けんかったからな。老人ホームへ行っても、やっぱり、手車、押し車を使ってね、すこし歩くようになってましたけどな。リハビリでね。

平成三年のころは、わたし、ちょうど大阪のほうで仕事をしておったからな。だから、帰るたんびに行きよった。おふくろが死んだのは、平成六年の二月の二日に他界しましたからね。その一年なんぼ前に、〔母が亡くなったら〕この家でね、葬式の後始末をしてやらないといかんからというのでな、〔窓も〕アルミサッシに変えてね。一〇年ほど、ほったらかしでおったからな。草も茫々《ぼうぼう》やしな。

まぁ、〔この家の〕修理やなんかするときもね、しょっちゅう、保健所に行っておったんやけれどもな。あとになって、五年も行っとるのにな、「ハンセン病の相談場所は県庁にありますから」って言って伝えてきたのが、〔平成八年に〕「らい予防法」が廃止になって一カ月ぐらいしてからですよ。だから、ひじょうに、タチが悪い。とにかくねぇ、保健所でも〔担当者が〕三人も人事異動で替わりましたからね。そのたびごとに、また、一から説明しにゃいかんですよ。三人目に「県庁に行ってください」って。そのときにはもう、「らい予防法」が廃止になっていますからね。「昔は、こういったやり方で指導しておりました」ちゅなことを言って、たとえば、〔厚生省〕事務次官通知やなんか出してくるからな、「そんな廃止になったようなものを出してくれて、なんの意味があるか。ひとをダラスしとるんか！」って。

当時のハンセン病の担当が、「いやぁ、あんたんとこの家のことは、ちゃんと聞いておるから、ちゃんとしますけぇ」ちゅなことを言って返事するからな、ずっとそれで行っとった。けっきょく、なにもできず。「できることとできんことがあります」と。それは当たり前であって。「らい予防法」が廃止になったら、なんにもできへんやねん。わしからみたら、わし、五年間行っとる、母親を連れて。なんで、連れて行ってやっとるかというと、やはり、老人ホームで一生を終えさせるんだったらね、いじめられておるのに、たとえ二年でも三年でもね、療養所入所のほうがね、まだマシやったとちがうんか。〔母親が療養所に入っても、いまは〕こちらから会いに行こうと思えば、な

んぼでも会いに行ける、と。(本書、四七~四八頁)

〔平成一五年に事件を起こすまで〕わし、〔仕事を〕休んで、〔県庁まで〕毎日行きよったから。一〇年間、行きっぱなしだったんですよ。そのかんに使ったカネが、生活費も含めてやねんけど、二〇〇〇万使った。貯金ぜんぶはたいちゃった。ガソリン代、ほとんどでな。毎日、県庁へ行きよった。だから、ひとをダラスするんかと思って。〔ハンセン病は〕家族会とか遺族会がないからな(66)、これだけバカにするのか、というのも、強かったな。県庁に行っても、おなじことの繰り返しでな。人事異動、替わるたびに、同じ説明をせにゃいかん。「ちゃんと引き継ぎをしておるから」って言って、名目上は言うけれども、まったく引き継ぎはされておらん。書類をちょっと渡したぐらいでな。(本書、五四頁)

こうして、二〇〇三(平成一五)年七月二四日、事件発生の日を迎える。TMは、県職員を「こまい(=小さい)鉈」で殴り、現行犯逮捕される。

66　ハンセン病遺族・家族の会である「れんげ草の会」が発足したのは、やっと、二〇〇三(平成一五)年三月二五日、熊本においてであった。それもきわめてこじんまりとした会であり、会の実際の機能は会員相互が隠し事なく自らの境遇を話せることをとおしての癒しの場を用意することであった。

〔県職員を〕こまい銃〔で、殴っちゃった〕。この人はね、ハンセン病の係やってた課長補佐ですよ。〔亡母が療養所に入所しなかったことは〕「おまえたちが勝手にやったこっちゃから、うちらは知らんわぁ」と言いよったんやからね。「おまえたち──つまり、家族──がね、やったこっちゃから、知らんわぁ」と。じゃ、患者家族であるという理由で、〔伝染病患者とされている者を〕どこにでも連れていってもいいんか、ということで、もめてしまったわけですよ。その当時、SARS《サーズ》なんかがね、大きな問題になっておった。「患者家族であるという理由で、東京でも大阪でも〔患者を好きなところに〕連れていって問題がないのか？　あんたたちは、専門的な分野で走っておるんだからな、その言葉に責任とれるんか」って、喧嘩になった。まぁ、それで、ああいったことが起こったねんけれどもね。「いったん、そういった専門家がな、口から外に出たら、後には返らんぞ」って。

つまりな、台湾から観光に来られておったドクターが、関西をぐるうっと回って帰られて、はじめてSARSとわかったと。そうしたら、日本では、飛行機から、その人が泊まった旅館、それと交通関係からぜんぶ消毒しはっただろ。ああいったこと、ハンセン病でもしとったんだからな。患者の輸送にしても、……〔患者が乗った〕列車からぜんぶ消毒して、住民に対して見せしめみたいなことをやってきたんやろ。あれを見たらな、やっぱり、ハンセンが恐ろしい病気で、感染力が強いから、おかみはあんなことをするんだ、と。……恐怖心を煽っていったのは、国であるんとちがうんか、って言ってな。それ、戦前だったらともかく、戦後にもそういったことが何回も行われておるんだよ、ってことをな。ほんまに恐怖心を煽っておった。

だから、「らい予防法」が廃止になるまで、けっきょく、裏のほうでは、「無癩県運動」がずっと続けられておったんとちがうのか、というのが、わしの考え方ですねん。……けっきょく、SARSやとかコレラやなんかと同じ取扱いをしてきた。法律ではそういったことになっておるけれどもな、それを正々堂々とやってきたということ。とにかく、軽快退所基準で社会復帰を円滑にしてくれと、〔厚生省の〕公衆衛生局長が通知したかもしらんけれどもな、やっぱり、そんなことをしておったら、〔ハンセン病回復者を受け入れる〕受け皿がなくなるやんけ。ハンセン病患者ということがわかればな、地域から除外されていく。

〔平成一五年の七月二四日、県職員を殴って、逮捕された。〕もう、いいわ、と思ってな。〔警官の取り調べは〕たいしたことなかったな。わしも、もう、どうでもいいと思って、やったんやからな。どんな事情だったか、警官にはぜんぶ話しました。こういった事情があると。〔しかし〕裁判の上ではまったく出なかった。警察に訴えたことがな。第一審ではね、ハンセンのことは、一言も裁判の上では出てません。一審は、裁判官そのものが〔ハンセン病問題を〕わかってなかった。〔国選の〕弁護士にもあれしたけど、弁護士、「忙しいから」ちゅなこと言って、なかなか来よらへんやんけ。……〔その国選弁護人とは、一審のときに〕一回しか会うてない。

裁判で言いたかったのは、平成三年から母親を連れて〔保健所に〕相談に行っとるのにもかかわらずな、なんでこれだけ、ずるずるずるずるして、結果の果てに、「〔県庁に〕ハンセン病の相談場所があるから」と言って、県庁に行ったねんけれども、そんときはもうすでに「らい予防法」は廃止になっとってな、「昔はこういったように指導しておりました」と言って、厚生省事務次官通知を見してくれたからといってな、そんなもの、なんの値打ちがあるんだ、と。あのとき、なんかガチャガチャするんだったら、前に保健所で、わしの担当で、話を聞いたひと、ね、相談しに行っとんのにもかかわらず、そういった〔まともな対応をしなかった〕三人を、もう吊るし上げに遭わしてしまうぞと、だいぶん、わしも怒ったんですよ。……

だいいちね、話し相手もおらん。自分が孤立しつくされておったから、つねに、ずうっとね。話も、そうやって、中途半端に……。こちらのほうが〔仕事を〕休んで行っとんのにもかかわらずな、なんで、そんなこと、わかってくれんのか、という疑問は、つねに〔抱いてました〕。（本書、五一～五四頁）

TMの、〝非入所よりはハンセン病療養所に入所していたほうが、亡母は幸せだったにちがいない〟という言説、〝行政職員が「らい予防法」に従って適切な対応をしなかったのは問題だ〟という言説は、二〇〇一（平成一三）年の熊本地裁判決、その後の「ハンセン病問題に関する検証会議」の『最終報告書』（二〇〇五年）などによって積み上げられてきた、「ハンセン病隔離政策」にもとづく「隔離収容」こそが間違いの根本だとする、ハンセン病問題理解とは、一見馴染まないかのようである。

しかし、二〇〇三年に、わたしが「ハンセン病問題に関する検証会議」の「検討会委員」を委嘱されて以来、わたしたち（福岡安則と黒坂愛衣）はハンセン病療養所の「入所者」、そこからの「退所者」、そしてその家族など、当事者からの聞き取り調査を精力的に押し進め、お会いしてそのライフストーリーを聞かせていただいた方々は三五〇人を超える。わたしの社会学的調査の方法は、みずから《多事例対比解読法》と名づけているものであるが、できるだけ多数の聞き取り事例を積み重ね、それらを相互に突き合わせることで、そこから浮かび上がってくる社会学的に意味あることがらを読み取るという手法である(67)。この方法によって読み取ることのできた知見にもとづけば、一見理解困難なＴＭの言葉の数々も、理解可能であると、わたしは自信をもって言える。

「入所者」たちからの聞き取りを重ねるなかで見えてきたのは、〝療養所《ここ》に入れてもらったおかげで、いまこうして生きていられる〟との「感謝の語り」と、〝療養所《ここ》に閉じ込められたせいで、自分の一生は台無しにされた〟との「怒りの語り」とが、拮抗していることであった。「怒りの語り」を語る人びとは、社会のなかで自分はこんなことをして生きていきたいという夢をもっていたのに、ある日、強制収容されて、療養所に閉じ込められた体験をもつ。あるいは、療養所に収容されたときにはすでに無菌になっていて、なかには自然治癒していて、療養所でハンセン病治療を一度も受けたことがなかった体験をもっていたりする。それに対して、「感謝の語り」を語る人びとは、ハンセン病の発症が地域社会

67　わたしの新著、『質的研究法』弘文堂、二〇一七年、三四〇～三五二頁を参照。

の人びとに知られ、社会のなかから自分の居場所を奪われてしまった体験をもつ。あるいは、家族に匿われているあいだは治療の方途がなく、明日をも知れぬ重い症状になってから療養所に収容され、療養所に入ったことで一命を取り留めた体験をもっていたりする。

わたしの理解するところでは、「怒りの語り」も「感謝の語り」も、いずれも、「強制隔離政策」と「無癩県運動」によってつくり出された意識であるが、「怒りの語り」を語る人びとがハンセン病療養所を「アサイラム」として生きた人びとであるのに対して、「感謝の語り」を語る人びとはハンセン病療養所を「アジール」として生きた人びとである、と言うことができる。「アサイラム」(英語で"asylum")とは、外の社会では誰もが享受できるはずの自由を奪われた空間、ひとを閉じ込める空間のことだ。「アジール」(ドイツ語で"Asyl")とは、外の社会の迫害から身を守ってくれる聖域であり、逃げ込む場所のことだ(68)。この二つの言葉が、もともとのギリシア語に遡れば、同一の言葉だったというのが面白い。

では、ハンセン病療養所を「アジール」として体験し、「感謝の語り」を口にする人たちにとっては、ハンセン病療養所を作った国の政策はよかったのですね、などという馬鹿げた理解をする人がいるといけないので、大急ぎで、「怒りの語り」と「感謝の語り」の具体例を一例ずつ挙げておこう。

「怒りの語り」の例は、一九二七(昭和二)年生まれのある男性の証言だ。戦後の一九四九(昭和二四)年に、これから自分で新聞販売店を始めて親孝行をしたいと意気込んでいた矢先に、いわゆる「御召列車」に乗せられて強制収容。途中一泊した日赤病院では「伝染病棟」に泊められ、翌朝出たのは

「死人を運びだす出口」だった。しかし、栗生楽泉園に収容されてからハンセン病の治療を受けたことは一度もない。収容時には、すでに自然治癒して無菌だったのだ。「だから、ここへ来たのは、不思議。いまでも、あれ、わし、なんで、ここにいるんだろう、と思う」と語る（丸山多嘉男「晩秋の残り香――わしは収容の必要はなかったんだ」『栗生楽泉園入所者証言集（下）』一四八～一七二頁）。――なるほど、と思う。

「感謝の語り」の例は、一九二一（大正一〇）年生まれのある女性の証言だ。彼女は尋常小学校の頃に症状が現れ始め、学校に行けなくなった。子守奉公などで働き始めるが、やがて眉毛が落ち顔色が黒くなったため、「白粉を塗り、眉毛も描ける」という理由で「水商売」で働くようになる。しかし「眉毛もないような病気は、いい病気じゃない」と客に見抜かれると、翌日には荷物をまとめて出て行くことを繰り返した。症状がひどくなり、二十歳前後の頃は「家に隠れて」過ごした。当時は自殺も考えたが、死にきれなかったという。「偽名でも入れる療養所がある」ことを知り、楽泉園へ入所。彼女は「こうして暮らさせていただいて、ありがたいと思ってます」と現在の心境を語った（匿名希望A「外の社会には居場所がなかった」『栗生楽泉園入所者証言集（中）』一六二～一八二頁）。――なるほど、と思う。

68　「アサイラム」の概念をもって精神病棟の分析をしたのは、アメリカの社会学者アーヴィング・ゴッフマンであり（『アサイラム――施設被収容者の日常世界』誠信書房、一九八四年）、「アジール」の概念をもって日本の中世社会を描出したのが、歴史家の網野善彦であった（『無縁・苦界・楽――日本中世の自由と平和』平凡社、一九七八年）。

要するに、強制隔離政策のもと、この病気を病んだひとに作用した社会的制度的な力は、〈当人の意思にかまわず強制的に療養所へと引っ張ってきて閉じ込める〉収容・隔離の力だけではなく、社会から患者の居場所を徹底的になくして、〈入所を患者みずからに望ませる〉抑圧・排除の力があったのだ。その両輪によって、患者を療養所に入所せしめていたのである。すでに社会のなかで、「無癩県運動」によって徹底的に居場所を奪われていた人たちにとっては、ハンセン病療養所は、逃げ込み場所としての「アジール」として体験されたのであり、「強制収容」の発動によって、無理やりハンセン病療養所に収容された人たちにとっては、ハンセン病療養所は、自由を奪い閉じ込める場所としての「アサイラム」として体験されたのである。「強制隔離政策」「無癩県運動」による抑圧、被害を、どこで被ったかの違いというふうに理解できる。

TMの亡母が、「親戚会議」の決定に従い長島愛生園に入所するのではなく大阪へ逃れたこと、阪大病院皮膚科別館の医師が「届」を大阪府に提出しないまま亡母の通院治療を認めたことによって、その生涯を「非入所」として、社会のなかで暮らしたということは、ハンセン病罹患者に対して社会のなかの居場所を脅かす《抑圧・排除の力》にさらされるリスクを常に抱えていたということであり、そして、その亡母に寄り添いつづけた末っ子のTMも、「ハンセン病罹患者の子」として、おなじ《抑圧・排除の力》にさらされるリスクを抱え続けていた、と言うことができる。

亡母とTMにとって、そのリスクが極限的なかたちで現実のものとなったのが、養護老人ホーム「母来寮」での差別的扱いであった。それまでは、亡母やTMにとっては、ハンセン病療養所は「アサイラム」として表象されていたことは間違いない。かつて、「親戚会議」が連日のように開かれていたとき、「〔町の〕保健所長が診に来て、早いこと〝島〟へ連れて行っちゃえ」と言ったという。端的に「長島愛生園」と言わずに、「島」という言い方をされていたところには、独特のニュアンスが込められていたと言えよう。それは、いわば島流しの〝島〟であり、一度行ったら二度と帰ってこれない〝島〟であったのだ。その限り、亡母にとってもTMにとっても、「非入所」として社会のなかで苦労を重ねることは、大変ではあっても、意味のあることであった。

しかし、気づいてみたら、社会のなかのほうが、亡母にとっては、地獄だった。TMは、何度も、長島愛生園を訪ねて、医師にも会い、入所者で鳥取県人会の会長であった加賀田一《かがたはじめ》(69)にも会う。TMが自分の目で見た現在の長島愛生園は、亡母にとって「アサイラム」ではなく「アジール」に違いないと映った。ここから、亡母の残りの余生をハンセン病療養所で過ごさせてやれないかとの思いで、TMは走り回る。しかし、町行政も、保健所も、鳥取県も、TMをクレーマーとしてしか見ず、まともに相手をしてくれなかった――というのが、一連の事態だったのだ。

わたしには、「ハンセン病非入所者の子」TMが、「自分が孤立しつくされておった」という心境を極

69　加賀田一は、一九一七（大正六）年生、二〇一二（平成二四）年長島愛生園にて逝去。『島が動いた――隔絶六十年の体験から「小島の春」といま！』（文芸社、二〇〇〇年）、『島のやまびこ――若者はどう受け止めたか』（私家版、二〇〇五年）、『いつの日にか帰らん――ハンセン病から日本を見る』（文芸社、二〇一〇年）の著作がある。

限的なかたちで体験させられたことが、生涯で二回あったと考えられる。一度目は、中学生のとき、亡母と二人だけ取り残されて、残り少なくなった預金通帳を見せられながら、「淀川に飛び込んで死ぬだけ」と亡母に言われたときであろう。二度目が、溜まりに溜まった憤怒を爆発させて、鳥取県職員を鉈で殴打したときであろう。それでも、かかる犯罪を犯せば、裁判というものにかけられ、そうすれば、自分が怒りをぶつけたいと思っている張本人の県知事と相対《あいたい》で議論できるはずだという思いがあった。──あまりにも荒唐無稽な思いである。これもまた、TMが「孤立」し「話し相手もおらん」生活環境のなかで、人生をおくらざるを得なかったことがもたらしたものであった。

わたしが、この最後の一節で何を言いたかったのかといえば、二〇〇三（平成一五）年にTMが「殺人未遂事件」を犯し、その結果「懲役三年」の刑に服したこと自体が、「ハンセン病非入所者の子」としてTMが被った最大の被害であったのではないか、ということである。

4──結語

二〇一六年四月二五日、最高裁判所事務総局は「ハンセン病を理由とする開廷場所指定に関する調査報告書」を公表した。わたしは事前に産經新聞から「識者コメント」を依頼されていたので、その日のうちにこの分厚い報告書を読んだ。わたしのこの最高裁報告書への評価は、十分な検証たりえていないものであるという批判的なものであり(70)、また、新聞各紙で報道された全国ハンセン病療養所入所者協議会(全療協)の森和男会長、藤崎陸安《みちやす》事務局長をはじめ、各療養所入所者自治会の役員たちのコメントは、いずれも、最高裁が「憲法違反」を認めなかったことに対して怒りの声をあげていたけれども、それでも、新聞各紙が伝えたように、「最高裁が司法手続き上の判断の誤りを認め、〔事務方トップの最高裁事務総長が〕会見で謝罪するのは極めて異例」(朝日新聞デジタル、二〇一六年四月二五日)のことであった。

さらには、五月二日、憲法記念日を前に寺田逸郎最高裁長官が記者会見を開き、「ハンセン病隔離法廷、最高裁長官が謝罪「深くおわび」」(朝日新聞デジタル、二〇一六年五月二日)と報じられた。その記事のなかで、「調査を要請した元患者らが要望している再発防止策については「人権意識の向上のために、新たな研修プログラムなどが求められるのではないか」と述べた」とも報じられた。

わたしが、この「意見書」を書いてきて、痛感したのは、原審裁判官があまりにも、ハンセン病差別問題の実情に疎すぎるという現実であった。司法にかかわる者たちの「人権意識の向上」は、単に抽象

70　二〇一六年四月二六日付『産經新聞』の、わたしの識者コメント「言い訳にみえる」、および、拙稿「ハンセン病「特別法廷」問題とは何だったのか――歴史の変わり目に被差別者の解放を押し戻そうとする権力者たち」(『部落解放』二〇一六年八月号)参照。

的な理念の研修に留まるものではなくて、差別の現実を理解するものでなければならない。――この控訴審においては、裁判官諸氏は、ハンセン病差別問題の実情にきちんと迫ったうえでの判決を書かれることを切望する。

また、最近、外務省の「人権外交」のホームページを見ていたところ、「ハンセン病差別解消にむけて／国際社会における日本政府の取り組み」という見出しのもと、「二〇〇八年六月の〔国連の〕第八回人権理事会においては、我が国が主提案国となり、同理事会においてハンセン病差別問題を議論し、差別を撲滅するための実効的な方法等を検討することを目的とした「ハンセン病差別撤廃決議」が全会一致で採択されました」と、日本政府が「ハンセン病差別問題に国際的なイニシアティブをとって活動」していることを自負する記事が載っていた。しかるに、ここで外務省が「ハンセン病差別撤廃決議」と訳した国連人権理事会（Human Rights Council）の決議（Resolution 8/13）のタイトルは、もともと、"Elimination of discrimination against persons affected by leprosy and their family members"というもので、直訳すれば「らいに罹った人とその家族成員たちに対する差別の撤廃」である。ものの見事に、「家族」に対する差別も許されないのだという、決議文本来の精神が骨抜きにされている。外務省のホームページでは、「家族」に対する差別も許されないのだという国連人権理事会の決議の文言が、痕跡が見当たらないほどに消去されている。このような誤魔化しをして、日本の外務官僚は恥ずかしくないのだろうか。

そもそも、一九九六（平成八）年の「らい予防法」廃止の時点では、当時の厚生大臣菅直人が、ハンセン病「患者」のみならず「その家族の方々」に対してもお詫びの言葉を述べていたが(71)、一九九八年に「らい予防法違憲国賠訴訟」が提訴されてからは、二〇〇一年の熊本地裁判決以降、今日に至るまで、政府関係者の口からは「ハンセン病家族」に対するお詫びの言葉が述べられることは皆無となっている。政府関係者が例外なく「家族への謝罪」については口を閉ざしているのは、「家族への謝罪」を口にすれば、「家族への賠償・補償」を避けられないと考えているからにほかなるまいと考えられるが、それにしても、このような態度は、人間としていかがなものかと思う。――わが国の外務省も、国連人権理事会において「らいに罹った人とその家族成員たちに対する差別の撤廃」決議案を主提案国として提案したことを誇るならば、国内でも、厚労省と法務省に対して、ハンセン病問題は「ハンセン病罹患者への偏見差別」だけの問題ではない、「その家族に対する偏見差別」の問題でもある、日本国内でも「ハンセン病家族」の被害の問題にきちんと向き合ってほしい、と呼びかけるべきだと、わたしは思う。

71　菅直人厚生大臣（当時）は、一九九六年三月二五日、衆議院厚生委員会における「らい予防法」廃止法案の提案理由のなかで、「らい予防法の抜本的な見直しには至らず、その見直しがおくれたこと、また、旧来の疾病像を反映したらい予防法が現に存在し続けたことが、結果としてハンセン病患者、その家族の方々の尊厳を傷つけ、多くの苦しみを与えてきた」ことを率直に認める発言をしている。また、二〇〇一年度の芸術祭賞、日本ジャーナリスト会議賞、民間放送連盟報道部門全国一位を受賞したMBC南日本放送制作の報道番組「人間として――ハンセン病訴訟原告たちの闘い」でも、菅直人厚生大臣が「患者、元患者」のみならず「家族」にも謝罪の言葉を述べている場面が写っている。

もしも日本が「人権先進国」でありたいと望むのなら、差別が「ある」のに「ない」ことだけはしないでほしい。その国が人権を大切にしている国かどうかの尺度を考えるならば、次のようになろう。そもそも、自国内に差別がない国など、この地球上には存在しない。したがって、「わが国には差別はありません」などと政府関係者が表明する国は、まずもって「人権先進国」たるの資格を失う。

いちばんまともな第一のグループに属する国々は、その国の民だけでなく官も、自国内に差別がある／起きていることを率直に認めて、真剣にそれへの取り組みを展開している国である。アメリカ合州国にも、おぞましい差別がいくらでもあるが、日本と違うのは、必ずそれに対抗する民衆の運動と政府の取り組みが展開されることである(72)。

次の第二のグループが、差別への取り組みは、当事者を中心とする民のレベルだけでなされ、政府をはじめとする国家機関は、その差別を「ある」のに「ない」ことにして、まともな取り組みをしようとしない国である。残念ながら、日本はこの第二のグループに属する。そして、人権面でみた場合の最悪のいくつかの国は、国家みずからが国内の少数民族や体制的思想に順応しようとしない人たちの人権を蹂躙してやまない国だということになる。わたしは、いいかげんに、日本が第一のグループの仲間入りをしてほしいと願っている。

わたしは、この「意見書」において、原審裁判官のしたことは、「差別温存行為」であり「差別加担行為」でもあると、厳しい評価を下したが、広島高等裁判所松江支部におかれては、「ハンセン病家族に対する偏見差別」の除去の一助となりうるような、実情に即し、かつ、差別は許されないという毅然たる態度での判決を書かれるように、切望する次第である(73)。

72 本「意見書」を書き終えた時点では、まだ、ドナルド・トランプは、第四五代アメリカ合州国大統領には就任していなかった。

73 すでに「意見書」は広島高裁松江支部に提出済みであるが、この草稿を読み返してみて、わたしの思考が「鳥取地裁判決」を批判することに囚われてしまって、社会学的論考としては、いささかスマートさを欠くものになってしまったのではないかと反省している。どういうことかというと、社会的に差別される恐れのある立場に置かれた者(被差別当事者)がみずからの立場を自覚しているか否かということと、被差別当事者を取り巻くマジョリティ側の人たちが彼もしくは彼女がそのような立場にあると見做しているか否かということを組み合わせると、四通りのパターンができる。それぞれのパターンは次のとおり。

パターンⅠ:当事者の自覚無+周囲の見做し無
パターンⅡ:当事者の自覚無+周囲の見做し有
パターンⅢ:当事者の自覚有+周囲の見做し無
パターンⅣ:当事者の自覚有+周囲の見做し有

そして、本来であれば、調査にもとづくデータの蓄積によって、各パターンに応じて被差別当事者が被る被害の態様について詳細に論じることが、社会学の仕事であろう。そういう方向にこの「意見書」を執筆することの着想に至らなかった点は、悔やまれる。しかし、このように四つのパターンを整理することで、鳥取地裁の「判決」が、控訴人TMが置かれていたのは「パターンⅠ:当事者の自覚無+周囲の見做し無」に他ならないものとして、無理やりにでもそこに押し込めようとしていたことがわかる。すなわち、「原告が、平成九年一〇月、大阪皮膚病研究会理事長に対して、亡母の診療録の開示を請求したところ、まもなく、同理事長は、原告に対して、亡母の診療録の開示をした」（「判決」八二頁）のであり、「原告は、少なくとも、平成九年に亡母の診療録が開示されるまでは、亡母がハンセン病に罹患していたと認識するまでには至っていなかったと認められる」（「判決」九一頁）と決めつけることで、「当事者の自覚」は無かったものとし、「一般に、ハンセン病の診察をした医師ですら、亡母の後遺症を「多発性関節リウマチ」などと診断し、ハンセン病とは診断していないのであるから、一般人が、亡母の外見から、亡母がハンセン病患者であると認識することができたとは考えにくい」（「判決」八六頁）と、これまた強引に決めつけることで、「周囲の見做し」も無かったものとして、かかる「パターンⅠ」の場合には、「ハンセン病患者の子であることを隠しながら生活を送ることを強いられる」という意味での「精神的な負担」を受けているはずがないという論法であった。現実には、TMのケースは、亡母の「らい」の噂がたって以降、鳥取県の関金町にいたときも、大阪市の西淀川区出来島町の四軒長屋に移り住んでいたときも、鳥取県の大栄町に引き上げてきてからも、一貫して「パターンⅣ：当事者の自覚有＋周囲の見做し有」で推移していたのであって、判決が採用した論法もそれにかかわる事実認定も、ことごとく根拠のないものであることはすでに十分に述べたので繰り返さない。

一般的に、「パターンⅠ：当事者の自覚無＋周囲の見做し無」であれば、なにも問題がないかのようであるが、まず強調しておかなければならないのは、そのような〝なにも問題がない〟かの状況は、ひとりでに作られているのではないということである。推定される構図は、こういうものだ。彼もしくは彼女が「ハンセン病罹患者の子」であることが周囲の人たちに知られれば、ただちに差別偏見のターゲットとされることを承知している人物が、そうならないように必死になって彼もしくは彼女を守っているということがある。知られれば差別されるおそれがあるという舞台装置を用意したのは、「強制隔離政策」を推進した国家であり、率先して「無癩県運動」に邁進した地方自治体であるが、彼もしくは彼女を守ったのは、そのような国もしくは行政ではないことは明らかである。守りびとは、たとえば療養所を退所したハンセン病回復者自身であり、みずからの病歴を徹底して秘匿することで、配偶者と子どもを守ってきたのである。

しかし、「パターンⅠ」がそのまま最後まで継続する保証はどこにもない。いずれ、「パターンⅡ」もしくは「パターンⅢ」に移行する時がくると考えておいたほうがよい。

さらに、「当事者の自覚無＋周囲の見做し無」という「パターンⅠ」自体でも、問題がないわけではないということは、述べておこう。「ハンセン病家族集団訴訟」が始まってから、わたしたちは何人もの家族原告の方から聞き取りをさせてもらう機会に恵まれている。そのなかのひとりが、自分の父親がハンセン病療養所からの「退所者」であることを成人するまで知らなかったし、直接的な被差別体験は受けていないと語るケースであった。しかしながら、父親の病歴を知る以前でも、この原告は、自分の父親に〝父親らしさ〟を感じ取れないで生育した体験を語った。じつは、原告の祖父が療養所に入所しており、父親も幼くして療養所に入所し、少年舎で親と離れて生育しているため、家族が家庭をなして共に暮らすという体験に乏しく、〝父親というものがわが子に対していかにふるまうものか〟のロールモデルを欠いていたのだ。そのため、成人してから療養所を退所し、病歴を打ち明けないまま結婚して子をもうけた父親は、親戚の子どもやよその子どもには、限りなく「やさしいオジさん」としてふるまうのに、わが子は二の次になってしまっていた、と。しかも、父親は一切を秘匿したまま亡くなったので、子どもにはそのような父親のふるまいの原因がどこにあるのかも不明のままであった。ここには、不安定な親子関係が観察される。それは、前述の、ハンセン病回復者自身の必死の〝秘匿の営み〟がもたらした随伴結果と言えよう。このようなかたちで、「パターンⅠ」の場合にも、ハンセン病隔離政策の被害が、思わぬかたちで、子どもに及ぶことがありうるのである。

「パターンⅡ：当事者の自覚無＋周囲の見做し有」が、当事者にとってあまりに無防備な状態であることは本文のなかで詳しく述べたので繰り返さない。

「パターンⅢ：当事者の自覚有＋周囲の見做し無」が、現実的な差別、排除には遭遇しないとしても、当事者自身の意識においては、きわめて追い詰められた状態であることは、言を俟たない。鳥取地裁の判決でさえ、認めているところである。

「パターンⅣ：当事者の自覚有＋周囲の見做し有」は、周囲からの現実的な差別、排除の圧力にさらされると同時に、それにいかに対処すべきか日々腐心せざるをえないという意味で、当事者が極限的な心境に追い込まれた状況にあることは明らかである。だが、一方で、この「パターンⅣ」のポジティヴなありようとして、意識の変革をとおして、当事者が自らの立場をオープンにし、かつは、周囲の者たちが〈共生〉の理念で当事者との関係を構築していくとき、それはわたしたちのめざすべき目標となることも押さえておかなければならない。

3 証人尋問

社会的差別としてのハンセン病問題

＊

わたしは、聞き取り調査でフィールドに赴いたときは、必ずフィールドノートをつけるようにしている。わたしたちのハンセン病問題へのかかわりが、通常の調査研究から、参与の度合いを増していき、《参与型のリサーチ》になってからは、熊本地裁での「ハンセン病家族集団訴訟」の毎回の口頭弁論の傍聴はもちろん、わたし自身の広島高裁松江支部での「証人尋問」の場面も、ノートにつけた。以下、当日のフィールドノートから。

緊張の前夜

二〇一七年七月二五日（火）、共同研究者の黒坂愛衣さん、半年前に弁護士登録をしたばかりの田村有規奈さんと、午後の便で羽田から出雲へ。出雲空港に近づいたあたりで、悪天候のため機体が大揺れ。松江駅前のホテルにチェックインをすませて、ロウカンこと「労働会館」の二階会議室に着いたのが午後五時。この日の、弁護団との「証人尋問のための第四回打合せ会議」でのリハーサルは不出来。弁護団の共同代表の徳田靖之先生から「暗記しようとしてはダメだ。自分の言いたいことのイメージをちゃんと頭に叩き込んでおくのだ」と言われていたので、思い出すかたちでなく質問に答えていったら、余分な言葉を口にするため、自分一人で読み上げるのならば四〇分ですむ原稿が、倍の八〇分もかかってしまったのだ。みなさんからは〝疲れているね〟と言われてしまった。いやいや、もう一人の証人、歴史学者の藤野豊さんを囲んでの、午後三時からの打合せ会議をすませたばかりの弁護団のみなさんのほうが、明らかにお疲れのご様子。

飲み会は早々に切り上げてホテルに戻って、寝たけど眠れず！　口のなかがカラカラに乾く。最初は、なんで眠れないのだろうと自分自身訝しく、カフェインの強い緑茶を飲んだ覚えもないし、と思っていたけど、そういえば今日は、飛行機で眠れず、空港連絡バスで眠れず。ああ、極度に緊張しているんだ、と気づいた次第。

「証人尋問」というのは、制約がきつい。制限時間六〇分。弁護人の尋問に答えるかたちでのみ発言が許される。しかも、敵情視察も兼ねて、前回、五月二九日の期日に傍聴に行ったところ、裁判長は福岡を証人として採用するにあたっての条件を付けた。それは、本件裁判の具体的内容への言及は許さない、というものであった。わたしが徳田弁護士に「あれは裁判長の嫌がらせか？」と尋ねたら、「いや、個別の事実認定は裁判官の専権事項であって、他人に容喙《ようかい》されたくないだけです。専門家証人としてはお呼びしたいというのだから、好意的ですよ」と解説してくれたのだった。一般論だけで、ハンセン病差別の何たるかを裁判官たちにわからせなければならない。完璧主義者のわたしとしては、完璧な〝シナリオ〟を作ることにした。ところが、初回のリハーサルでは、途中まで進んだところで、頭のなかが真っ白になってしまった。講義でしゃべる、講演でしゃべるのとは、まったく違う時空間、という感じ。

結果は上首尾の証人尋問

七月二六日（水）。ほとんど眠れないまま、朝を迎える。午前の藤野さんのリハーサル会議に出かける田村さんに、神谷誠人弁護士への伝言を託す。「午前の会議は欠席します。一一時半にホテルのロビーに迎え頼む。昼食を摂りながら、簡単な打合せをお願いしたい」。もう、基本は暗誦でやるしかないと腹をくくって、もう一度〝シナリオ〟を声を出して読み返してから、時間までベッドで休息。

今日の広島高裁松江支部の法廷は「二〇〇法廷」。藤野さんの証人尋問のときはわたしは〝退廷しているように〟との事前のお達しがあったのだが、直前の敵情視察のつもりで、とりあえず傍聴席に入る。集団訴訟の熊本地裁とは違って、傍聴人は多くはない。今年の夏も韓国の「定着村」の調査をご一緒する退所者の川邊嘉光《かわなべよしみつ》さん。ハンセン病専門医の和泉眞蔵先生、退所者でシンガーソングライターの宮里新一さん。顔見知りの支援者が一、二名。あとは報道陣だ。

書記官が、証人の「宣誓」は、最初に二人一緒に行うと言うので、慌てて、トイレに行って、ネクタイを締め、背広を身にまとう。これがわたしの〝戦闘服〟だ。

裁判官と原告・被告側の代理人たちの座るスペースと傍聴席を遮る柵の中へ、端っこの開閉可能なところから入る。〃法廷の柵の中〃は、生まれて初めての体験だ。こちらの弁護士一一人。被告国・鳥取県の代理人が八人。そして、控訴人のＴＭさんと、わたしたち証人二人。

一三時一〇分、開廷。「証拠調べを始めます。証人は前へ。嘘偽りを述べると偽証罪で罰せられます」という裁判長の声に促されて、藤野、福岡の順で、「宣誓」。

宣《せん》　誓《せい》

良心《りょうしん》に従《したが》って真実《しんじつ》を述《の》べ、何事《なにごと》も隠《かく》さず、また、何事《なにごと》も付《つ》け加《くわ》えないことを誓《ちか》います。

そこでわたしは退席。裁判所の隣の洋菓子店の二階の洒落たカフェに行って、珈琲を注文する。眠い。だけど、もう一度〃シナリオ〃に目を通す。一時間たったところで、裁判所の「二〇〇法廷」側《そば》の「二一控室」に戻る。眠たいので控室で目をつぶっていたが、控訴人のＴＭさんがやってきて、あれやこれや喋り続ける。藤野さんの証人尋問は延々と続き、三時になってやっと終わった。主尋問の尋問役二人目の徳田先生がねばったのと、国代理人による反対尋問も長かったためだそうだ。でも、首尾は上々だったようで、弁護士のみなさん、喜んでいる。

一〇分間の休憩を挟んで、わたしの証言が始まる。椅子に座って証言する。証言台には固定マイクが、その高さに合わせて設置されている。

案に相違したこと。裁判長は、ずっとわたしの顔を見ていたというか、目を合わせて聞いてくれていた。裁判長が証人の顔をずっと見つめているということは珍しいことらしく、じつは、第二回の打合せ会議のときも、〝裁判長役〟の徳田先生は、途中から目を逸らして、書類をチラチラ見ておられた。わたしが「目が合わなくなってから、ちょっとしゃべりにくかった」と言ったら、「本番でもそうですよ」と。

そして、最後の段階になって、神谷代理人が「最後に、二つ質問をさせていただきますが、まずは、証人は、どのような思いから、この法廷で証言をしようと思われたのでしょうか?」と尋問し、わたしが「僭越ではありますが、わたくしからすれば、一審での原告代理人を含む法曹関係者のみなさんに、ハンセン病問題、あるいは社会的差別についての理解が不十分だと思えたからです。それは、三点あります」と言ったきり、不覚にも、何を言うべきか思い出せない状況になってしまった。〝ここまでうまくいってる。あと、ちょっとだ〟と思ったのが、囲碁で言えば、負ければ敗着であった。囲碁でも卓球でも、メンタルなゲームは、〝勝った〟と思った瞬間に、状況をコントロールできなくなってしまう。まぁ、それと似たような事態に陥ったということだ。ところが、なんと、裁判長が神谷代理人に「誘導してあげてください」と言って、助け船を出してくれたのだ。

最後の段階で「原告代理人批判」をわたしに語らせるというのは、それを通して、実質的に「一審判決批判」を語らせるべく、神谷弁護士が捻り出した〝奇策〟であった。思い出して証言したところ、国代理人から「証言が本件裁判の内容にかかわってきている」との異議がはさまれたが、裁判長は即座に「まだそこまでは行っていませんね」と言って、その異議を却下した。

すべてを証言し終えて、「以上です」と言って、ホッとする。でも、反対尋問が残っている。もう一度、態勢を整え直そうとしたところ、国の代理人が鳥取県の代理人のところに近づいて一言二言言葉を交わしたと思ったら、「反対尋問はありません」と言ったのだ。

徳田先生の顔に目をやったら、〝上出来〟のサインを送ってくださった。こうして、わたしの「証人尋問」初体験は、上々の首尾で終わった。

わたしの後には、控訴人のTMさんが「五分だけ」という制限だったが、発言を許された。TMさんは、控室でわたしを相手にやったリハーサルそのまま、大谷藤郎先生の本、『らい予防法廃止の歴史』（勁草書房、一九九六年）にすべて書かれているから読んでくれ、というところから始まって、「らい予防法廃止の五年前から、自分は行政に対して、法律に書かれているとおりやってくれと要求してきた。それなのに……」「母は療養所に入れてもらったほうが幸せだったのだ」と。仁王立ちの、乱暴なもの言いを制することなく、裁判長はＴＭさんの話を聞いていた。

まだ日射しは残っていたものの、川沿いの心地よい風に吹かれながら、みんなで居酒屋へ移動。盛り上がった懇親会の後は、宮里新一さんの案内で、ミュージックバーに行く。わたしまで、マスターと新一さんのギターを伴奏に、「神田川」を唄ってしまった。みなさんの講評は〝音程はちゃんと合ってるよ〟だった。

＊

以上のフィールドノートからの抜粋を、「証人尋問」本番前後の説明書きとさせていただき、以下では、「広島高等裁判所松江支部　裁判所書記官」が作成した「証人調書」を再録する。ただし、話し言葉である以上、読み返していて、〝あっ、ここは言葉足らずになっている〟とか、〝あっ、ここは語順がちょっとおかしい〟と自分で思う箇所がたびたびあった。そこで、わたしが聞き取り調査の「音声おこし」を整理する際の基準に沿って、若干の編集の手を加えることにした。亀甲カッコ〔　〕の部分は、文意を明確にするための補いである。また、わたしのシナリオにあった見出しや、強調のための二重山型カッコ《　》、鍵カッコ「　」や傍点なども、再現した。さらに、国代理人による「異議申し立て」や「反対尋問はありません」といった発言は、「証人調書」では再現されていなかったので、わたしの記憶にもとづいて書き加えた。

「共感的理解」と「多事例対比解読法」

神谷誠人控訴人代理人　〔甲第一一九号証の一（意見書）を示して〕この署名捺印は証人のものですね。

福岡　はい、そうです。

神谷　〔甲第一一九号証の二（履歴書）を示して〕ここには、証人の経歴、研究歴、業績が記載されているわけですね。

福岡　はい、そうです。

神谷　証人は、四五年以上、社会学者として研究をされていますが、その研究対象およびテーマはどのようなものでしょうか？

福岡　日本の部落差別問題、在日韓国・朝鮮人問題、セクシュアルマイノリティ問題、それからハンセン病問題。そういう差別・偏見の問題を研究してまいりまして、差別の実情実態を明らかにするという研究をしてまいりました。

神谷　証人の調査研究手法は、どのようなものでしょうか？

福岡　マイノリティ当事者のライフストーリーの聞き取りというのが、わたくしの主たる手法になります。

神谷　〔証人が〕聞き取りをされるときに、どのような特徴があるんでしょうか？

福岡　わたくしの聞き取りの方法というのは、二段階になっておりまして、第一段階目というのは、《共感的理解をめざす聞き取り》作業をおこないます。第二段階は、わたしが名づけているんですが、《多事例対比解読法》というやり方をとります。

神谷　いまおっしゃられた《共感的理解をめざす聞き取り》というのは、どのようなものでしょうか？

福岡　《共感的理解をめざす聞き取り》というのは、わたしが聞き手でいるわけですが、目の前にいる語り手を、トータルに、その人の生きてこられた〔生きざま〕あるいは考え方を理解したいということです。ですから、わたしのほうであらかじめこの点だけを聞きたいというふうに絞ってしまわないで、生まれてから現在に至るまでをずうっと聞いていきます。ハンセン病問題でも、なかには、沖縄戦の体験者の方がいらっしゃると、そういうことを延々としゃべられるわけですが、そういうことも含めて丁寧に聞いていく。人生をずうっと辿っていくような聞き取りをしております。

その場合、とくにわたしが大事だと思っていますのが、聞くときに、できるだけ「価値判断」を持ち込まないで聞くということです。〔研究にあたっての〕価値自由とか価値判断排除というのは、わたしたち社会学者には馴染みのことでして、ドイツ語でいいますとWertfreiheitと言いますが、そういう価値判断をできるだけ持ち込まない〔で聞くということです〕。たとえば、在日韓国・朝鮮人の方から聞いていきますと、なかには「帰化したい」とおっしゃる方もいれば、「帰化なんか絶対しない」というふうにおっしゃる方もいるんですけれども、そういう「帰化する／しない」という行為の選択が〝いい〟とか〝悪い〟とかという判断を、わたしのほうではしないで、ひたすら丁寧に聞いていって、三時間なり四時間、聞き終えた段階で、目の前の人がたとえば「帰化したい」とおっしゃっていたとして、わたしがその人の立場で同じような体験を積み重ねてきていれば、わたしもいま、この人と同じ考え方をするだろうなというふうに、そういうのを《共感的理解》というんですが、そういうかたちで聞き取れたときに、わたしとしては、その人のお話をきちんと聞けたなというふうに思うやり方です。

神谷　次の《多事例対比解読法》というのは、どのようなものでしょうか？

福岡　いま言いました《共感的理解をめざす聞き取り》を、できるだけたくさん積み重ねていきます。できるだけ多く、かつ、できるだけ多様な聞き取りを積み重ねて、それを相互に突き合わせて、そこから全体的に見えてくることを《読み解く》という方法になります。ですから、わたしのほうであらかじめ仮説だとか理論的な枠組みを用意して、それに都合のいいデータを集めるんじゃなくて、言ってみれば徹底して帰納的な方法をとります。

「検証会議」以来のかかわり

神谷　それでは、証人のハンセン病問題へのかかわりについて聞いていきますが、証人は、どのようなきっかけで、ハンセン病問題にかかわられるようになったのでしょうか？

福岡　二〇〇一年に「らい予防法違憲国賠訴訟」の判決が熊本地裁でございまして、それを受けるかたちで厚労省の第三者機関として「ハンセン病問題に関する検証会議」というのが設置されました。その

「検討会委員」に、二〇〇三年四月から二〇〇五年三月まで委嘱されたというふうなきっかけです。

神谷　「検証会議」が有識者会議であるとすれば、「検討会」というのは、その専門家たちによる作業部会という位置づけですね。

福岡　はい、そうです。

神谷　証人は、その検討会の委員として、どのような役割を果たされたのでしょうか？

福岡　わたしが検討会の委員を頼まれましたのが、検証会議のなかで、当事者委員として出られていた神美知宏《こうみちひろ》さんという方がいらして、その人は当時、全療協の事務局長をされていたんですが、その方が〝自分たち入所者、退所者全員の被害実態を聞き取りにきてほしい。そうしなければ、検証される意味をなさない〟というふうに問題提起されまして、そういうことでやることになりまして、わたしがそういう聞き取り調査の実績があるということで依頼を受けた、というふうにわたしは理解しております。

神谷　その検討会がまとめた被害実態の中身が、甲第一三八号証で出している〔検証会議の最終〕報告書の別冊ということになりますね。

福岡　はい。別冊（『ハンセン病問題に関する被害実態調査報告』）というかたちでまとめました。

神谷　証人は、検証会議が終了した後も、ハンセン病問題にかかわられてきたわけですね。

福岡　はい。

神谷　これまで何名ぐらいの回復者あるいはその家族からの聞き取りをされてきたのでしょうか？

福岡　一五年ぐらいになりますので、確実に三五〇人を超えていると思います。そういう意味では、わたしたち――わたしと共同研究者の黒坂愛衣ですが――、わたしたちが当事者からの聞き取りという点では、日本で一番その仕事をしてきたと思っております。

神谷　甲第一一一号証の一ないし三の『栗生楽泉園入所者証言集』の一部を出していますが、これは全三巻にわたりますけれども、これは、証人と、それから共同研究者の黒坂さんが聞き取り等を編纂されたものなんですね。

福岡　はい、そうです。

神谷　それから、甲第九八号証として出しております『ハンセン病家族たちの物語』ですが、これは黒坂さんの単著になっていますが、証人もこれにかかわっておられるんですか？

福岡　はい。聞き取りはすべて一緒にやっております。

神谷　それから、その他、埼玉大学の紀要に発表された論文も、いくつか〔書証として〕出していますが、これも証人の研究の成果ということですね。

福岡　はい、そうです。

「社会的マイノリティとしてのカテゴリー」

神谷　それではまず、社会的差別に関する総論的なことからお伺いしたいと思います。証人が長年研究されてきた結果、社会的差別とはどのようなものだと考えておられますでしょうか？

福岡　「社会的差別」というのは、「社会的カテゴリー」による排除もしくは侮蔑というものです。その限り、いわゆる「個人的な好き嫌い」とは異なります。「個人的な好き嫌い」というのは、対面的状況などによって、この人のこういうところが自分は嫌いだということで成り立つわけですけれども、「社会的差別」というのは、一度も会ったことがなくても、そういう差別が成立してしまっているという現象です。

神谷　わかりやすい例を挙げていただくことはできますでしょうか？

福岡　アメリカにゴードン・W・オルポートという著名な社会心理学者がいました。*The Nature of Prejudice*、日本語訳ですと、『偏見の心理』という本を書いています。彼が、その本の冒頭のところで、カナダの一社会学者がやった調査の結果を紹介しています。第二次世界大戦後に、カナダの社会学者が、各地の保養地のホテルに、一通はユダヤ人の名前で、もう一通は一般的な白人の名前で、宿泊したいという手紙を出します。その結果は、一般的な白人の場合は、九三パーセントが「お待ちしております」という返事が来たわけです。ユダヤ人の名前の場合には、たった三六パーセントだけが「お待ちしております」。同じホテルであっても〔宿泊受入れにこれだけの違いが出た〕。そこは、ホテルの側としては、〝生身の個人〟に対して拒否したのではなくて、明らかに〝ユダヤ人というカテゴリー〟に対して、拒否的な、拒絶的な対応をしたというかたちになります。こういったものが「社会的差別」というものです。

神谷　いまのはアメリカの例ですが、日本でも同じような例はあるのでしょうか？

福岡　日本ですと、とくに、「部落の人たち」と「そうではない人たち」、それから、「在日韓国・朝鮮人」と「そうではない日本人たち」という、そういうかたちで社会的カテゴリーが成立しているというふうに、わたしは思っています。

神谷　ハンセン病に対する偏見差別も「社会的差別」と言っていいのでしょうか？

福岡　はい、そう言えます。あえて「らい」という言葉を使わせていただきますが、「らい病に罹った人とその家族たち」と「そうではない人たち」のあいだには、そういう社会的カテゴリーが成立している、というふうにわたしは思っています。具体的には、二〇〇一年の熊本地裁判決の後、二〇〇三年一一月頃でしたでしょうか、熊本県の黒川温泉で、近くにある菊池恵楓園の入所者の人たちが宿泊したいというふうにしたときに、宿泊拒否の事件が起きました。そのとき、ホテルの支配人も本社の社長も、恵楓園の入たちには一度も会ったことがないかたちで拒否してるわけですね。ですから、これは、〝生身の人〟に対して拒絶的な反応をしたんじゃなくて、〝ハンセン病療養所の入所者〟というラベルと言いますか、カテゴリーに対する拒絶的な反応ですので、これが「社会的差別」〔だということは〕ハンセン病の場合にも当たると思います。

そういうカテゴリーでの反応というのは、ちょっと言い換えますと、Aさんが排除されたのは、Aさんだからではなくて、一定のカテゴリーに属しているということでされたわけですから、同じカテゴリーに属しているBさん、Cさん、Dさんにとっても、いつなんどき自分がAさんと同じように排除されても不思議ではない、というふうに受け止められますので、すごく恐ろしい出来事だし、憤りを感じる出来事というふうになるんだと思います。

神谷　「部落の人」、それから「在日韓国・朝鮮人」、あるいは「ハンセン病に罹った人とその家族たち」は、社会学的に言うとどのように概念化できるのでしょうか？

福岡　《社会的マイノリティとしてのカテゴリー》として成立している、というふうにわたしは思っています。

神谷　ハンセン病の問題に関して、なぜ、《社会的マイノリティとしてのカテゴリー》が成立していると言えるのでしょうか？

福岡　「ハンセン病に罹った人とその家族たち」と「そうではない人たち」とのあいだには、わたしたちの用語ですと、《非対称性》というふうに言いますけれども、それが成立している。《非対称性》ということを説明させていただきますが、ハンセン病に罹った人を親にもつ子どもが、結婚しようと思った。そのときには、自分の親がそういう人だということを、結婚相手に打ち明けようか、黙ったままでいようか、ということを悩みます。ある人たちは、勇気を出して、自分の親が元ハンセン病患者だったんだということを打ち明けるわけですね。「じつは、自分の親はハンセン病に罹ったことがあるんだけれども、それでも結婚してくれますか？」と。その言葉を聞いた相手の人は、その〔言葉の〕意味がわかる。「それでもいいよ、結婚しよう」というふうに答える人もいれば、「じゃあ、結婚はやめる」というふうに答える〔人もいるという〕ことになります。そうではない人たちの場合は、そういう悩みを持ちません。自分の家族はハンセン病に罹ったことがないということを、相手の人に打ち明けようか、打ち明けまいか、なんて考えません。仮に、「じつは、自分の親はハンセン病に罹ったことがないんだけど、それでも結婚してくれますか?」と言ったら、言われた側は、何言ってるんだろう、と。意味が通らないわけですね。そういう組み合わせがあるときに、《非対称性》が見られるというふうにわたしたちは言います。

部落の人たちの場合も、在日韓国・朝鮮人の場合も、同じようにそのことが言えます。そこには歴然と《非対称性》ができあがっている。そのことが、《社会的マイノリティとしてのカテゴリー》ができあがっていることの証拠、エビデンスである、というふうにわたしは思います。

神谷 《社会的マイノリティとしてのカテゴリー》という言葉なんですが、これを法律的な言葉に置きかえることは可能でしょうか?

福岡 はい。熊本地裁の判決のなかに「偏見差別を受ける地位に置かれる」という表現があったと思いますけれども、それがわたくしの言っていることと同じことだろうと思います。

「怒りの語り」対「感謝の語り」

神谷 そうしましたら、ハンセン病に対する偏見差別の被害の中身についてお伺いしていきたいと思いますが、証人はこれまで多くの回復者、あるいはその家族から聞き取りをされてきたわけですが、証人がおこなってこられた《多事例対比解読法》でわかった特徴的なものというのは、何でしょうか?

福岡　ずいぶん多くのハンセン病療養所入所者の方たちからお話を聞いてまいりましたけれども、聞いていくなかで気がついたことが、「怒りの語り」を語る人たちと「感謝の語り」を語る人たちが〔いて〕、そういう声が拮抗しあっているというものです。

神谷　「怒りの語り」というのは、どのような語りですか？

福岡　「怒りの語り」というのは、〝ハンセン病療養所に閉じ込められて、自分の一生が台無しになった。けしからん〟と怒っている。それが「怒りの語り」です。

神谷　「感謝の語り」というのは、どのような語りを言うんでしょうか？

福岡　〝ここに入れていただいたおかげで、いま、こうして生き長らえている。ありがたい。感謝してます〟というのが、「感謝の語り」です。

神谷　同じ入所者のはずであるのに、なぜ、人によって、「怒りの語り」、それから「感謝の語り」を語る人たちがいるのでしょうか？

福岡　わたしの理解では、療養所に収容されるに至る、背後の体験が異なっているから、そういう感情の違いがあらわれるというふうに理解しております。「怒りの語り」を語る人たちのお話を聞いていきますと、社会のなかで自分はこれからこう生きていきたい、ああ生きていきたいと夢をもっている。にもかかわらず、保健所職員などによって執拗な「入所勧奨」を受けて、嫌だ嫌だと言っていれば、最後は強制的に「強制収容」になっていきます。思い出すのは、金奉玉《キムボンオク》さんという人がいるんですが、自宅から駅まで手錠をかけられて運ばれていった人がいます。あるいは、栗生楽泉園でお会いした丸山多嘉男さん、星塚敬愛園でお会いした加藤数義さん、という方がいるんですけれども、収容されて、療養所で菌検査をします。そしたら「無菌」だった。じつは、自然治癒していたわけですね。二人とも、「じゃあ、帰してくれ」というふうに言うんですが、「らい予防法があるから帰せない」と言われて、それ以後、療養所のなかで、ハンセン病の治療は一度も受けないまま、ずうっと閉じ込められています。そういうお話を聞くと、「怒りの語り」が出てくるのは、なるほど当然だな、というふうにわたしは共感的に理解いたします。

神谷　いまの三名の方の語りは、本件訴訟でも書証として提出していますね。

福岡　はい。しているはずです。

神谷　では、逆に、「感謝の語り」を語る人たちというのは、どういう体験をされた人なのでしょうか？

福岡　「感謝の語り」を語る人たちは、社会のなかで、「無癩県運動」によって、というふうにわたしは理解しますけれども、自分の居場所を徹底的に奪われた人です。具体例をあげますが、栗生楽泉園でお会いした方です。小さいころに発症して、小学校を終えるぐらいで、やっぱり働かなければいけない。普通のところでは働けない。症状が出てますので。水商売のところに〔行く〕。〔そこなら〕白粉《おしろい》を塗れば、顔に出た症状を隠せる、落ちた眉毛も眉墨で描ける、ということで、水商売に行くんですね。ところが、ハンセン病にちょっと詳しいお客さんが来て、おかみさんに告げ口をするわけです。「眉毛のないのは悪い病気だよ」。そうすると、翌日、彼女は風呂敷包み一つを抱えて、ほかのところへ移っていくわけです。それを二度、三度と繰り返すなかで、二十歳頃でしたけれども、彼女は自殺しようと思うんですね。そういうなかで、「栗生楽泉園という、国がつくった施設がある。そこでは治療してくれる」〔ということを耳にする〕。喜んで自分で飛んで来た、というふうにおっしゃいます。お話を聞いていると、感謝して当然だなというふうに、わたしは共感的に理解するわけです。ただ、彼女は仕組みはわかってないんですが、そこまで自分の居場所を奪ったのが、国の強制隔離政策、官民一体となった「無癩県運動」だということは理解しないで、自分をひどい目に遭わせた当の相手に感謝してるという構図になっている、というふうにわたしは理解いたします。

もう一名紹介させていただきます。星塚敬愛園でお会いした結城輝夫さんという方です。病気が発症しました。家族の人たちがずっと匿《かくま》います。どんどんどん病気がひどくなって、明日をも知れないというところまでいって、母親だったと思いますが、医療機関に死ぬ前に一度は診せたいというかたちで連絡いたします。星塚敬愛園から収容のバスが来ます。彼は喉に結節ができていたわけですが、収容された翌日には喉を切開する手術をして、命が助かります。「療養所の先生のおかげで命を助けられた。感謝している」というふうに、結城輝夫さんは語りました。〔わたしが彼の立場だったら〕わたしも感謝するだろうな、というふうに理解しました。

ただしかし、世の中に、母親が自分の息子が死にそうになるまで医者に診せないなんてことはないわけですから、それは、強制隔離政策によって、社会のなかではハンセン病の治療ができなくなっていたということがもたらしたものだというふうに、わたしは理解します。やっぱり、彼の場合も、命が危うくなるところまで追い込んだのは強制隔離政策だったという仕組みまでは、当事者はわかりませんので、その〔自分をひどい目に遭わせた当の相手である〕国に感謝してしまっている、というふうにわたしは理解いたします。

神谷　いまあげていただいた二例も、書証として提出されているものですね。

福岡　はい。してあるはずです。

神谷　いまお話しいただいた「怒りの語り」を語る人、それから「感謝の語り」を語る人、そういう方たちにとって、ハンセン病療養所というのは、それぞれどのような場所として捉えられていたのでしょうか?

福岡　ちょっと概念的に整理するかたちになりますけれども、「怒りの語り」を語る人たちにとって、ハンセン病療養所というのは、外の社会で自由に生きる権利を奪われて、〝閉じ込められる場所〟というふうに、療養所を体験していきます。英語でいいますと、「アサイラム（asylum）」という言葉がありますが、そういう自由を奪って閉じ込める場所、外の社会と隔離したところに閉じ込める場所という意味です。そういう場所として体験していきます。

それに対して、「感謝の語り」を語る人たちは、外の社会の偏見差別から逃れて、〝逃げ込む場所〟として体験していきます。ドイツ語に「アジール（Asyl）」という言葉がございますが、それがそういうものです。逃げ込む場所。ここだったら自分が生きていける場所。そういう体験の仕方をしているというふうに理解しています。

神谷　療養所に入所された方は、「怒りの語り」を語る人、あるいは「感謝の語り」を語る人、この二つのどちらかに二分されるということなのでしょうか？

福岡　いいえ、そんなに単純なものではありません。わたくしの説明が簡単すぎたかもしれませんけれども。わたしが言っている「怒りの語り」と「感謝の語り」というのは、社会学で言うところの「理念型」というものです。ドイツ語ではIdealtypusと言います。社会現象というのはものすごい複雑なものですから、典型的な事例を取り出して、非常にスッキリとした純粋なかたちでモデルをつくって、そういうものをもって現実を見ると、現実がより理解しやすい、というふうに構成していくものです。ですから、実際には、さまざまな方がいます。たとえば、〝逃げ込む場所〟というふうに思って療養所に入ったのに、入ってみたら、じつは〝閉じ込められる場所〟だというふうに気がついた人にもお会いしています。それは、さまざまになります。

神谷　そうしますと、療養所を否定的に捉える語りも、肯定的に捉える語りも、いずれも、その「語り」を通して、その語りの背景にあるものを見なければならない。そういう意味で、証人は類型化されたということでよろしいでしょうか？

福岡　はい。そのとおりです。

神谷　そうしますと、証人としては、「感謝の語り」、〔つまり〕療養所を肯定的に評価する語りの背景には、より過酷な、社会における差別と排除があったと理解すべきだということなのでしょうか？

福岡　はい、そうです。強制隔離政策、「無癩県運動」によって、社会のなかで徹底して偏見差別で痛めつけられるといいますか、居場所を本当に奪われて、生きていけないという、ひどい目に遭ったからこそ、普通の感覚でいえば〝地獄のような〟という形容に値するような療養所に収容されたことを〝感謝〟という言葉で表現なさっているなと、わたしは理解いたします。

社会のなかの居場所を奪う「抑圧・排除の力」

神谷　そうしますと、「怒りの語り」を語る人たちも、「感謝の語り」を語る人たちも、どちらも、強制隔離政策、あるいは「無癩県運動」によって生み出されたということなのでしょうか？

福岡　はい、そうです。強制隔離政策、「無癩県運動」というものが展開していくなかでは、二種類の力が働いていたというふうに、わたしは捉えています。一つは、嫌がる患者さんを無理やりにでも療養所に連れていく「隔離・収容の力」というものです。もう一つは、社会のなかの居場所を奪っていくような「抑圧・排除の力」です。「隔離・収容の力」というのは、国や地方行政が直接的にその担い手としてやったことだと理解しています。「抑圧・排除の力」のほうは、国が、地方行政が、「無癩県運動」のなかで、〝らいは怖いぞ、怖いぞ。うつるぞ、うつるぞ〟ということを煽り立てたことによって、一般住民がそういう「抑圧・排除の力」の担い手になったと、そういうふうにわたしは理解しております。

神谷　入所者にとって、療養所が「アジール」、あるいは逃げ込む場所と感じられるほど、社会のなかの「抑圧・排除の力」があるならば、療養所を出た退所者の方、あるいは、療養所に入らなかった非入所者の方たちも、そのような「抑圧・排除の力」を感じることになりますね?

福岡 はい。退所者の方からも、何十人と聞き取りをしましたけれども、自分がハンセン病療養所の退所者、社会復帰者だということをオープンにして生きている人は、ごくごく稀です。ほとんどの退所者の方が、そういうことを隠して、この社会で生きています。ですから、退所した後に結婚した配偶者にも隠しているし、生まれてきた子どもにも隠している人が大勢います。それが現実です。

神谷 他方、患者さんあるいは元患者さんを家族にもつ人たちですね、「ハンセン病家族」と言いますけれども、この「家族」も社会のなかの「抑圧・排除の力」にさらされたと言えるのでしょうか?

福岡 はい。家族の人たちも「抑圧・排除」を一緒に受けています。黒坂が書きました『ハンセン病家族たちの物語』の第5話で、姉妹の聞き取りを書いていますけれども、この人たちの例を紹介させていただきます。父親と兄が邑久光明園に収容されます。地域ではかなり豊かに暮らしていたうちなんですけれども、収容された途端にまわりの人たちから爪はじきに遇っている。お母さんも病弱でしたので、まだ幼い姉妹が、よその畑ですけれども、収穫した後に残っているジャガイモやタマネギを拾って、生き長らえていく。学校に行っても、ほんとうにずうっとひどい扱いを受ける。よく生きてきたな、というふうに思いながら、お話を聞きました。

そんななかたちで家族の人たちも「抑圧・排除の力」にさらされていますので、わたしたち研究者でも、なかなか、家族の当事者に会うのが大変でした。二〇一五年に黒坂が『ハンセン病家族たちの物語』を出版した時点まででは、お話を聞かせてくれて、出版してもいいですよという、患者さんの子どももしくはきょうだいという位置ですけれども、本のなかでは一二ケース取り上げたんですが、それだけでした。あとは、本件〔裁判〕の当事者の方だけです。それだけ隠しているので、なかなかお会いできなかった。昨年、熊本地裁で家族の集団訴訟が起こりまして、五六八名という原告の方が出てこられましたので、いろんな機会に何人か〔の原告の方と〕会うことがあって、いま、集中的にまた聞き取りをやっております。また、原告ご本人から了解が得られた場合には「陳述書」も、これまでに、たぶん七〇通ぐらいでしょうか、目を通させていただきましたけれども、やっぱり、その被害、わたしはすさまじいなというふうに判断いたしました。

神谷　家族の被害のなかで、なにか具体的に説明していただけるものがありますでしょうか？

福岡　わかりやすいのが、やっぱり、結婚の差別だと思います。具体例をあげて言いますけれども、黒坂の本の第2話に宮里良子《りょうこ》という人が語っていますけれども、彼女は若いときに恋人ができて、結婚という話が近くなったときに、自分の両親が星塚敬愛園にいるということを打ち明けます。〔それにたいして〕〝君のからだを介して、自分もらいになるんじゃないか〟というような返事が返ってきて、その〔結婚の〕話は終わりになるわけです。そういう体験を彼女はしています。

今回、熊本地裁に集団訴訟が始まりましたけれども、そのうちの一人、三〇代の男性ですけれども、結婚している妻に、自分の親がハンセン病回復者だということを話していなかったんですが、裁判をきっかけにして、自分の親がハンセン病に罹っていたということが妻に知られて、離婚になっています。だから、この結婚差別の問題、ほかのほうもそうですが、まさに現在進行形としてそういう差別がある、というのがわたしの理解です。

なかには、結婚するときに、自分の親がそうだよということを相手に伝えて、了解してもらったはずで結婚しているんですが、結婚した後、なにか事あるごと、いわば夫婦喧嘩と思えばいいんですが、そのたびに〝おまえの親は〟ということを言われて、結局、離婚を選ばざるをえないケースというのがございます。黒坂の本のなかで第4話の原田信子さんがそういうかたちで離婚していますし、第12話のIさんという方ですが、農家の方でしたけれども、やっぱり、嫁に去られていくというかたちで、結婚差別の事例というのはすごいものがあると、わたしは思っております。

神谷　家族のなかには、そういう結婚差別を受けることを恐れて、そもそも結婚自体を諦めるという、そういうケースもあるのでしょうか？

福岡　はい、それも非常に多いです。さきほど申し上げましたように、〔結婚に際しては〕自分の家族にそういう人がいるということを打ち明けようか、黙っていようか、迷います。勇気を出して打ち明けて、ダメになるケースもいっぱいあります。ですから、ある人たちは、べつに病気になっただけだから、このことは隠していようと〔考え〕、黙ったまま結婚しますけれども、黙ったままの人たちも、じつは、いつそのことがばれるかどうかわからないという、ヒヤヒヤビクビクしたような生涯を送っていきます。第5話の姉妹ですけれども、妹さんのほうが、ずっと隠しに隠して、ビクビクしながら一生を過ごしてこられた方です。それと、配偶者に隠しているということで、やっぱり、すごく後ろめたい思いを抱えている場合もあります。

そうすると、〝じつは〟というかたちで打ち明けることは、非常に危険だ。〔かといって〕黙って結婚するというのも、その先はすごくしんどい。そういうことをわかってしまった人が、じゃあ自分は結婚しないで一生生きていこう、というふうに選択する人たちが、当然、いっぱいいます。だから、それは、結婚差別は受けていないけれども、やっぱり、差別を回避するために、そういう自分の生き方を選ばざるをえないという意味では、わたしはこれは被害だというふうに理解しております。

神谷　いまのは結婚という例でお話しいただきましたが、就職あるいは進学といった場面でも、同じような差別被害というものが生じているのでしょうか?

福岡　はい。黒坂の本から紹介させていただきます。ちょっと一番すごいなと思った典型的な例から紹介させていただきますが、男性で、第9話のタイトル自体、「患者家族ゆえに高校退学を迫られて」というふうに見出しを付けておりますけれども。彼が高校三年生のときに、当然、就職希望を出します。就職希望先の会社が、当時は身元調査をしますから、わかってしまう。就職がダメになっただけではなくて、企業側から高校に対して〝おたくの高校にはハンセン病患者の身内の者がいるな。〔今後〕おたくからは募集しない〟というふうに言われて、進路指導の教師が彼に対して〝おまえ、高校を退学しろ〟と言う。そこまで迫られるということで、すさまじい例だと思いますけれども。

そのほかにも、第2話の宮里良子さんのお姉さんは、自分の親が星塚敬愛園に入っているということがわかってしまって、職を失っています。

それから、第4話の原田信子さんの場合は、親が松丘保養園に入っていまして、そのことをひた隠しにしなければいけないというふうに思って、彼女の場合は、履歴書を書いて出して、ちゃんと採用面接があってという——昔は家族のことを根掘り葉掘り聞かれますから、面接があるような、きちんとした、しっかりした会社には、そもそも応募できなかったといいます。履歴書なしのところの職を転々とせざるをえない歩みをしています。

第12話の男性のIさんですが、もう亡くなっていますが、彼の場合は、農家でしたけれども、お兄さんが収容された。彼は小学生だったんですが、小さな子どもたちもいて、もっと小さな子の子守を雇わないと、親が農作業ができない。子守を雇っていましたけれども、子守に、〔お兄さんが〕恵楓園に行ったということがわかってしまって、子守が逃げてしまうわけです。彼が代わりに子守をせざるをえなくて、小学校もろくに行けなかった。さまざまなかたちで、そういう学業とか仕事の面に、影響が、差別が及んでいるというのが、わたくしの理解です。

神谷　それは、ハンセン病の患者の家族という《社会的マイノリティとしてのカテゴリー》に帰属させられた結果の被害だというふうに考えたらよろしいわけですね？

福岡　はい、わたしはそう思います。

神谷　ここまでは、家族も〔患者〕本人同様の被害を被ってきたという立場でお話をいただいたんですけれども、人によっては、あるいは国などは、逆に、〝家族はハンセン病の患者さんあるいは元患者さんに対する加害者であったんだ〟というような言い方をすることがあるのですが、この点については証人はどのように考えられますか？

福岡　強制隔離政策とか「無癩県運動」という世の中の大きな仕組みというのは、なかなか、普通の人にはわかりませんので、家族の人たちはしばしば、肉親がハンセン病になったせいで自分たちはひどい目に遭ったというふうに思います。そういうこともあって、病気になった肉親を恨んだり、疎ましく思ったり、実際に〝家にいないでくれ、療養所へ行ってくれ〟というふうに追い出したり、療養所に入った人に対して、親が亡くなったときのお葬式にも来てもらっちゃ困るから知らせないとか、すごく排除的なことがありましたので、やっぱり、〝家族の人は患者さんに対して加害者になったんじゃないか〟という意見を、わたしも聞いております。ただ、ずうっと、家族の人自身の聞き取りを重ねてきまして、〔それは〕ちょっと違うんじゃないかと〔わたしは考えるようになりました〕。わたしの言葉で言いますと、ハンセン病に罹った人の家族の人たちは、やっぱり、いわば究極の二者択一の状況に追い込まれています。自分が生まれ育った家族、そこには病気になった肉親も含まれるわけですが、それを守ろうとするか、それとも、これからの自分の人生、それは新しく自分が築く家庭に生まれてくる子どもも含まれるわけですが、そちらを守ろうか、というふうに二者択一を迫られていくわけです。両方守れれば、それは一番いいに決まっているんですが、実際にはそれは無理です。やっぱり新しい家庭を守ろうとする行為をとる人たちがいますが、それが、患者さんとか患者さんと寄り添った家族には、いわば加害的な行為というふうに映ったんだろうと思います。が、わたしはそういう二者択一の状況に追い込まれたこと自体が、徹底した被害者性ゆえだというふうに理解しております。

一例を挙げたいと思います。星塚敬愛園に、長年、入所者自治会長をされた川邊《かわなべ》哲哉という方がいました。この人は、鹿児島県の、いわば旧家といいますか名家の家なんですけど、長男です。敬愛園に収容された。跡は弟さんが取ることになります。その弟さんが何をしたかというと、家屋敷を売り払ってしまって、ほかへ移るわけです。川邊の「邊」という字は、ぼくなんか手書きで書けないような、すごく画数の多い難しい字なんです。それを、戸籍上の登録を「辺」という簡単な字に変えてしまいます。さらに、「かわなべ」という読み方もやめて、「かわべ」に変えてしまうわけです。川邊哲哉さんは、やっぱり怒っていました。でも、弟さん自身、患者になった人の家族ということで、被害を受けているわけですね。その人は学校の先生でした。昔は宿直という仕事がありました。宿直室には先生方が代わりばんこに使う布団があるんですが、同僚の先生たちから〝おまえはこの布団を使ってはならない〟と。うつるということでしょうね。〝自分で持ってこい〟と。そこまでやられるわけですね。やっぱり、そのときに、自分の身といいますか、自分の新しい家族を守るために、由緒ある「川邊《かわなべ》」というのを簡単な「川辺《かわべ》」に変えてしまうような、そこまでの形をとったんだというふうに、わたしは理解しております。だから、そういう加害者的な行為というのも、追い詰められた結果であるし、追い詰められてとったそういう行為自身が、またすごく家族関係をばらばらにというか、めちゃくちゃにしていく。家族関係が解体していく。それも、家族として、総体として受けている被害だというふうにわたしは理解しております。

神谷　いま証人があげられた事例は、甲第一三八号証（『ハンセン病問題に関する被害実態調査報告』）の二六九頁から二七一頁、そこでは匿名ということで書かれていますが、その方の事例ですね？

福岡　はい。検証会議の〔調査の〕ときに、わたし自身が聞き取りをしました。「川邊《かわなべ》」を「川辺《かわべ》」に変えたというのは、ちょっとお名前を出させていただかないとご理解いただけないと思いまして〔ここでは実名にさせていただきました。今回、本名を出すことについては、ご遺族の了解も得ております〕。

周囲の認識の有無と本人の自覚の有無

神谷　それでは、いままでの証人のお話では、家族本人が自分の立場を自覚している、つまり、患者の家族であるということを認識している場合を前提としたお話でしたが、自分がハンセン病患者の家族であるということを知らない場合、この場合はどのように考えたらよろしいでしょうか？

福岡　そもそも〔という話〕になりますが、「社会的差別」というのは、差別するマジョリティがいるから、差別されるマイノリティがつくられるという関係ですので、マイノリティ当事者が自分の立場を自覚していようといまいと、偏見差別の対象になります。

わたしたち社会学者は、ある社会事象を検討するときに、あらゆるケースをきちっと検討するという意味で、あらゆることを網羅できるようなパターンを考えます。この場合ですと、マイノリティ当事者が自分の立場を「自覚している／自覚していない」、それから、まわりのマジョリティの側が、その人がマイノリティ当事者ということを「認識している／していない」ということで、パターンが四通りできると思います。

神谷　いま証人がおっしゃった四つのパターンを、「当事者の自覚と周囲の認識に関する四つのパターン」ということで、目の前にお示しします。

「パターンⅠ：当事者の自覚が無く、周囲の認識も無い場合」
「パターンⅡ：当事者の自覚が無いが、周囲の認識が有る場合」
「パターンⅢ：当事者の自覚が有るが、周囲の認識が無い場合」
「パターンⅣ：当事者の自覚が有り、周囲の認識も有る場合」

このとおりでよろしいでしょうか？

福岡　はい。このとおりですが、この図式の場合には、「周囲の者」というのがマジョリティの側を指していますので、ハンセン病の家族の場合で言いますと、ハンセン病になったご本人とか問題になっている家族の人以外の家族メンバーは、これはちょっと図式からは外れます。

神谷　「パターンⅠ」から「パターンⅣ」にかけて、いずれも、マイノリティのカテゴリーに属している以上、これは差別の被害を受けているというふうに、証人はお考えになっているのでしょうか？

福岡　はい。そういうことを説明させていただきます。

神谷　じゃあ、そこの点を具体的にお聞きしていきますが、「パターンⅠ」の、当事者の自覚がなく、周囲の認識もない場合ですね、これは周囲が認識していないのですから、なんら問題がないのではないかと思うのですが、ここはいかがでしょうか？

福岡　〝周囲の者も、彼もしくは彼女がマイノリティ当事者ということに気づいていない。本人も自覚がない。じゃ、なにも問題ないんじゃないか〟というふうに、一般的には考えがちだと思いますが、わたくしの理解では違います。客観的には本人がマイノリティ当事者でありながら自覚がないということは、自分はマジョリティの一員だというふうに主観的には考えているわけです。残念ながら、この社会には偏見差別がありますので、マジョリティの多くの人たちがもっている偏見差別を、やっぱり、社会生活を送っていくなかで、知らず知らずのうちに、ずいぶん偏見と差別意識を内面化していきます。そうすると、あるとき自分がその当事者と気がついたとき、あるいは他者から暴かれたとき、自分がそれまで疎ましく思っていた、忌むべき存在と思っていた、その当事者になってしまうという、そういう問題がございます。

神谷　このハンセン病問題で、「パターンⅠ」自体が被害なんだという、そういうことを示す具体的な事例を、証人はご存じでしょうか?

福岡　はい。具体的な例を挙げさせていただきますが、昨年の一一月だったと思いますが、熊本地裁のほうの〔集団訴訟の〕原告になられた方から聞き取りをさせていただきました。いま四〇代の女性です。彼女は、父親が療養所の退所者です。退所した後、病気でない人と結婚しました。結婚した妻にもいっさい語りませんでした。生まれてきた子ども、〔原告となった〕彼女にもいっさい語りませんでした。彼女が二一のときに、語らないまま亡くなりました。一年後の一周忌のときに、親戚の人が彼女に対して、〝あなたの父親はハンセン病療養所に入っていたんだ〟ということを、どういう考えがあったか知りませんが、知らせます。聞いた彼女は、すごくびっくりします。それと同時に、小さいころから自分では変だなと思っていたことが、このことと関係していたのかというふうに気がつき始めます。彼女の話ですと、〝自分は父親からほとんど抱っこされたことがない。でも、父親はよその子にはすごくやさしく振る舞っている〟。父親との関係が、なにかちょっと隙間があるような感覚で育っています。そういうことが、父親がハンセン病療養所に入っていたことと関係があるんじゃないかと、彼女は思い始めるんですが。わたしの理解では、親子の関係に、そういう隙間といいますか、通常考えられるような関係が成り立っていない原因としては、二つ考えられます。父親自身が、自分が赤ん坊の子どもを抱く、接触するということが、うつしてしまうんじゃないかという、これは間違った考え方なのですが、それを払拭できずに、やっぱり距離をとってしまうというのが、一つです。もう一つは、父親自身が子どものときから療養所に収容されていましたので、普通の家庭での親子関係、家族関係というものを体験していないんです。だから、自分が父親になったとき、父親としてどう振る舞っていいかがわからない。そういうことの結果が、そういうかたちになったんだろうと思います。だから、子どものほうから言えば、よく、自分の父親はこんな人だよということが他者《ひと》に語れる、そういうものが自分自身の一部となって成長していくわけですが、人間として成長していくときになにか大事なものが欠けてしまうという、そういう家族関係の形成の点で不具合が結果的に生じているというケースでした。言い添えますと、彼女は二二歳のときに自分の父親がハンセン病元患者ということを知らされて、いろいろ自分で調べるんですが、彼女が出した結論は〝自分は一生結婚できない〟というふうに、現にいま四〇なかばですが、結婚しない人生を送っています。これも、わたしは被害だと〔思います〕。だから、知らないということ、自覚がないということが、知らなければいいんだということにならないという例です。

神谷　つぎに「パターンⅡ」ですね。当事者の自覚がないけれども、周囲の認識がある場合。これは、どのようなケースが考えられるでしょうか?

福岡　本人に自覚がなくても、まわり、マジョリティの側が知っているわけですから、いろいろ排除、嫌がらせというものをされます。自覚がないということは、いろいろ不条理な扱いを受けていても、そのわけがわからない状態になります。具体例を挙げますと、黒坂の本の第3話のKさんの事例ですけれども。彼女の父親が菊池恵楓園に収容されます。母親が、その時点で、やっぱり、いなくなってしまいます。彼女は、父方、母方、親戚をたらい回しにされるんですが、そこですごくひどい扱いを受けます。たとえば、彼女が使ったお箸にしてもお茶碗にしても、はっきり汚いものとして扱われていくのです。でも、彼女は、そのことを全然、なぜ自分がそうされるかわからないんです。わからないままに、ずっとひどい扱いを受ける。そういうふうに、すごく自分がひどい扱いを受けている理由がわからないわけですから、自分を守る術《すべ》がないという、そういう状態に置かれている。本人の自覚がなければ痛みを感じることはないでしょうというのは、差別の問題では成立しません。

神谷　つぎに「パターンⅢ」の、まわりには気づかれていないけれども、本人にはその自覚がある場合。これは、どのように考えたらいいでしょうか?

福岡　本人の自覚があるということは、ハンセン病にかかった人を身内にもつということは自分も差別、排除の対象になるということを理解しているということですので、徹底して隠さざるをえなくなります。

黒坂の本でいちばん典型的なのは、第2話の、この本のなかでは〔お名前が〕宮里良子になっていますけれども、彼女の両親が星塚敬愛園に入所していました。でも、姑《しゅうとめ》には絶対知られたくない。隠すわけです。隠すために、両親はもう死んだことにしました。でも、親の具合が悪くなれば、敬愛園に飛んでいかなければならない。その理由を、いろんな嘘を使って〔言いつくろう〕。〝自分の人生は、嘘に嘘を重ねた人生だ〟というふうに言っていますが、やっぱり、いつばれはしないかと思いながら、ばれないように、ばれないようにという、非常に精神的に圧迫された状態ということで、この場合も非常につらい人生だと思います。

神谷　最後の「パターンⅣ」ですが、本人の自覚があって、周囲の認識もある場合というのは、まさに、ほんとうにものすごい被害、というふうに理解したらいいんですかね？

福岡　裁判官のみなさん、このケースは説明しなくてもおわかりだと思いますので、細かな説明は省かせていただきます。

「パターンⅠ」から「パターンⅣ」を、こういうかたちで出しましたときに、ちょっと扱いとして注意していただきたいのは、Aさんは「パターンⅠ」、Bさんは「パターンⅡ」、Cさんは「パターンⅢ」、Dさんは「パターンⅣ」ですね、というふうに、パターンと人を一対一に対応させて理解されるというのは、ちょっと現実に適合しないという〔ことです〕。人は「パターンⅠ」から「パターンⅣ」に、やっぱり、人生の局面ごとにだんだん移行していくわけです。〔そのうえで〕とくに申し上げたかったのは、「パターンⅠ」とか「パターンⅡ」の、本人の自覚がない状態が長ければ、被害は少なかったでしょうね、と思いがちな人が多いんですけれども、やっぱり、偏見の内面化だとか、知らないあいだに家族関係が壊れているのに気がつかないとか、自分がそういう立場だと気がついたときに、やっぱり、自己防御の力がずいぶん奪われているケースになってしまいますので、知らないということは、けっして、いいことではないというのが、わたしの理解です。

第一審原告代理人批判

神谷　それでは、時間も迫ってきましたので、最後に二つの質問をさせていただきます。まず、証人は、どのような動機から、この法廷で証言をされようと思ったのでしょうか?

福岡　ちょっと僭越なもの言いになるかもしれませんけれども、本件の一審の過程、遠くから見ていまして、原告代理人も含めまして、この件にかかわった法曹関係者のみなさんが、社会的差別あるいはハンセン病問題ということを十分に理解なさっていなかったのではないかというふうに、社会学者として思いました。僭越ですが、その点を三点述べさせていただきます。

一点目ですけれども……〔何を言うべきか失念したための、しばしの沈黙〕

裁判長　〔神谷代理人に対して〕誘導してあげてください。

神谷　いままで証人が証言された「怒りの語り」「感謝の語り」と関係するところでしょうか?

福岡　はい。法曹関係者のみなさんが、ハンセン病問題というのは、わたしの言葉で言う「怒りの語り」に連なる問題が、この問題だというふうに、やっぱり、あまりにそちらに偏って理解されていたのではないか、と。一方にある「感謝の語り」とわたしが名づけたものに関連するような問題、局面ですね、やっぱり、そこに十分、目が行き届かなかったのではないか。〔二〇〇一年の〕熊本地裁の判決自体が、患者さんを療養所に隔離収容したことが被害なのだというかたちでずうっと押さえていって、〔もう一つの〕社会のなかでの抑圧排除のほう、社会的な抑圧排除というほうには、十分な配慮が足りなかったのではないかな、というふうに思いました。だから、本件ということで名前をあげさせていただきますが、TMさんは〝自分の母親は、老後は療養所に入れてもらったほうが幸せだったんだ〟ということをずっと訴えていましたけれども、その訴えの意味を、原告代理人の方たちも正面から十分には受け止めるのに、初めころ、理解がちょっと一方に偏ったせいで、行き届かなかったんじゃないかなというふうに思います。

国代理人　証言が本件裁判の内容にかかわってきています。

裁判長　まだそこまでは行っていませんね。

福岡　二点目は、いまのことと関連するんですけれども、原告代理人の先生たちは、この件での被害者というのは、原告と、〔つまり〕控訴人と、亡くなられたお母さんの二人だけだというふうな、ちょっと狭い捉え方をしていたのではないか。わたしの理解では、ほかの兄姉《きょうだい》たちも、さきほど二者択一を迫られたと言いましたけれども、やっぱり、被害に遇っている。被害のなかで、二者択一のなかで、追い詰められることで、母親を、いわば見捨てるような行動をとったりもしたわけですけれども、そのへんの理解が十分ではなかったんじゃないかなというふうに思います。

三点目ですけれども……。〔神谷代理人に対して〕すみません、誘導してください。

神谷　やはり、この家族の方が置かれていた孤独というか、そういう状況……

福岡　わたしの理解では、本件の控訴人、ＴＭさんが、生涯のなかで、極限的なところまで孤立した状態に追い詰められたときが二回ある、というのがわたしの理解です。

一度目が、彼が中学生のとき、母親と二人、取り残されて、母親から残り少なくなった金額の通帳を示されて、〝淀川に身を投げて一緒に死のう〟と言われたときが一回目、というふうに理解しております。

二回目が、いまから一五年前の二〇〇三年七月でしょうか、彼が鳥取県の職員を鉈で殴ってしまうという刑事事件を起こします。それまでの経緯を見ますと、彼がいろいろ訴えていくんですけれども、はっきり、クレーマーとしてずっと扱われ続けて、やっぱり、自分の訴えを誰にも聞いてもらえない。孤立の極限にいたところで、彼は刑事事件の被告人になり、有罪判決を受けるということが、わたしの理解では、やっぱり、これも、ハンセン病の家族として追い詰められた被害だというふうに思っていますが、一審の記録を読む限り、どなたもそういう理解を示していない。ほんとうに僭越なもの言いをしましたけれども、そういうことでございます。

差別が「ある」のに「ない」ことにするな

神谷　たいへん身につまされる、真摯に受け止めなければならないお話だったと思いますが、時間もオーバーしていますので、最後に、われわれを含め、この差別をなくすためには、ハンセン病問題の差別をなくすためには、何が必要なのか、証人のほうから、申し訳ないですけど簡単に、お話しいただけますでしょうか？

福岡　ずうっと家族の方たちから聞き取りをしてきまして、わたしがいちばん印象に残っている言葉が一つございます。それは、この黒坂の本のなかの〔第3話の〕Kさんの事例ですけれども、もう親は死んだというふうに言われていたんですが、大人になって、結婚して子どもが生まれたときに、〝あなたの父親は生きているよ。恵楓園にいるよ〟ということで会いに行きます。本人が〝言葉は悪いけれども〟とおっしゃるんですが、〝化け物〟と思った。それからずっと嫌い続けるわけです。ところが、彼女の子どもたちは、〔Kさんと〕結婚した配偶者が理解ある人で、恵楓園に連れていきますし、自分のうちにも招いて、ちっちゃいときからおじいさんと接するわけですね。だから、〝自分のおじいちゃんというのは、世の中の普通のおじいちゃんとは顔立ちなんか違うけれども、じいちゃんはじいちゃんだ〟というふうに、なんの違和感もなく接している。それを見てKさんは、〝自分も小さいときから父親と一緒に過ごせていたら、自分も自分の子どもたちと同じように、自分の父親と接することができたんじゃないかな〟というふうにおっしゃいました。これはすごく大事なことを言っているというふうに、わたしは思います。

　要するに、差別、偏見をなくすということで申し上げているのですが、厚労省とか文科省は、啓発のときに「正しい知識」を広めようというふうにおっしゃいます。たしかに、知識も大事ですけれども、もっと大事なものがあります。それは、そういうKさんの子どもが体験したようなふれあいということです。最初にアメリカのゴードン・W・オルポートを出しましたけれども、彼は分厚い『偏見の心理』の最後のほうで、〝世の中の学校の先生たちは、偏見をなくすのに正しい知識が大事だというふうに言うけれども、それは大して役には立たない。ほんとうに大事なのは「対等地位の接触」〟――翻訳物ですから〔訳語は〕固いです――〝「対等地位の接触」だ〟と言う。わたしもそう思うわけです。要するに、生身の人間としてのふれあいをとおして、最初に申しました《社会的マイノリティとしてのカテゴリー》そのものを壊していかない限り、ハンセン病に限らず、偏見差別というものはなくなりません。

　そういう意味では、この本件裁判は、ハンセン病問題の厳しい偏見差別の現実があるということを、裁判官のみなさんは踏まえられまして、立派な判決を書いていただきたいというふうに思っております。それから、昨年の四月に、最高裁も、裁判所自身が「特別法廷」問題で、ハンセン病問題で偏見を助長するようなことをしたという謝罪をされましたけれども、そういう現実も踏まえて、やっぱり、この社会にハンセン病に対する偏見差別があるということを、きちっと踏まえて、立派な判決を書いていただきたいなというふうに〔思います〕。差別があるのに、ないことにしている限り、偏見差別をなくす第一歩というのは始まらないですね。ぜひ、立派な判決を書いていただきたいというふうに思っております。

以上です。

神谷　貴重なご証言、ありがとうございました。

国代理人　〔国代理人が鳥取県代理人のところに近寄って、一言二言つぶやいたと思ったら〕反対尋問はありません。

あとがき

生まれてはじめての「証人尋問」という体験を、結果的には首尾よくやりとげて、松江から帰宅した翌日、神谷誠人弁護士からメールが届いた。

福岡先生

神谷です。

鳥取訴訟でのご証言、そして、何度にもわたる長時間の打合せにお付き合いいただき、本当にありがとうございました。本件の具体的内容に触れることを禁じられ、「社会的差別」という、ともすれば抽象的になりがちな証言課題であったため、当初、どんな尋問にすればいいのかと、途方に暮れていました。

しかし、福岡先生の四五年にも及ぶ、具体的事例から導かれた「社会的差別」論は、本当に説得的であり、目が醒める思いでした。裁判官も理解し、そして国代理人も反論できなかったと感じています。

福岡先生の、「共感的理解をめざす聞き取り」「多事例対比解読法」は、人権課題の集団訴訟に携わる弁護士として、一から学び直さなければならないと思いました。

最後から二つ目の「一審原告代理人を含む法曹関係者批判」をお願いしたのは、決して、テクニカルなものではなく、私自身が福岡先生の意見書（オリジナルのもの）を読んで痛切に感じたところでもあります。個々の原告の人生に立った上で、徹底した帰納法で法則を導き出すことの大事さを弁護士として学ぶことができたことは、本当に貴重な経験でした。改めて御礼申し上げます。

福岡先生のご本『質的研究法』（弘文堂）で引用されている、G・W・オルポートの「たった一人の個人ドキュメントが社会を変えることがある」という言葉を、鳥取訴訟で実証できるよう、力を尽くしますので、今後ともご指導をお願いいいたします。

社会学者として滅多にできない経験をする機会をつくってくれた神谷弁護士には、ほんとうに感謝している。

わたしのあとは、今度は、共同研究者の黒坂愛衣さんが、「ハンセン病家族集団訴訟」が争われている熊本地裁で、「証人」に立つことになった。二〇一七年九月二二日の第六回口頭弁論期日のあとの進行協議の場で、彼女の証人採用が正式に決まったのだ。黒坂が証言するのは、一二月四日の第七回期日においてだ。

わたしが台湾の「楽生療養院」を訪問中に、ＴＭさんが単独で起こした「鳥取訴訟」の一審判決が無念の敗訴となったことを知ったのが、二〇一五年九月九日。そして、「星塚敬愛園創立八〇周年記念式典」で、鹿児島県の敬愛園を訪ねていた一〇月二八日には、徳田靖之弁護士から、黒坂さんの『ハンセン病家族たちの物語』に言及しつつ、「ハンセン病家族集団訴訟」に打って出るとの意向をお聞きした。曰く、「まだ、ぜんぶをお話しできる段階ではないんだけど、子どもたちの裁判をやりますよ。わたしの考えとしては、年はじめに裁判を起こす」。あとは、あれよあれよという展開だった。

二〇一六年一月二三日に熊本市で開かれた「れんげ草の会（ハンセン病遺族・家族の会）」総会の場が、大勢の家族の人の参加により、熱気のなかで原告団結成式に切り換えられた。二月一五日の熊本地裁への第一次提訴の原告は、五九人。三月二九日の第二次提訴は五〇九人。合わせて五六八人の大原告団となった。

わたしと黒坂は、突如目の前に姿を現した《家族の人たち》にお願いして、あらためて、聞き取りに精を出した。福岡の居住地の首都圏、黒坂の居住地の仙台周辺、あるいは関西地区だけでなく、二〇一七年のゴールデンウィークには宮古島へ、夏の盆休みには徳島へも足を運んだ。そして、このあと、沖縄での聞き取りも予定している。

黒坂が熊本地裁に提出した「意見書」は、八月の末に、韓国での「定着村」調査の最中に書き上げて、メールで送信したものだ。その内容は、わたしが「証人尋問」で述べた「四つのパターン」の着想を、もっとより緻密化して展開したものだ（いずれ、本人の手によって公表されるだろう）。なかなか反省するということを知らない、ほんとうに謝るということを知らない被告国の、恥知らずな言い分を許してはならないという思いは、黒坂もわたしも強い。

＊

「はじめに」でも述べたが、本書がＴＭさんの無念を晴らす一助となることを願う。早ければ、二〇一八年初夏には判決となろう。国を相手の裁判で、一審敗訴が二審で逆転勝訴となれば、祝杯ものだ。原告のＴＭさんと、弁護団のみなさんと、美酒を飲みたい。そうなれば、熊本地裁での「ハンセン病家族集団訴訟」にもはずみがつくだろう。――本書を読まれた読者のみなさんには、二つの《ハンセン病家族訴訟》に大いなる関心をお寄せいただきたいと、せつに願う。

直接お会いしてお話を聞かせていただき、本書でお名前をあげさせていただいた神美知宏さん、玉城シゲさん、丸山多嘉男さん、中原弘さん、滝田十和男さん、稲葉正彦さん、有村敏春さん、谺雄二さん、島田義雄さん、金奉玉さん、加藤数義さん、結城輝夫さん、川邊哲哉さんのみなさんは、すでに故人となられた。ご冥福をお祈りして、掌を合わせたい。

共同研究者の東北学院大学准教授の黒坂愛衣さんには、今回もなにかとサポートしてもらった。ありがとう。

世織書房には、黒坂さんの『ハンセン病家族たちの物語』（二〇一五年）に引き続いてお世話になることになった。とくに、編集者の門松貴子さんには、本書の構想があっちに揺れこっちに揺れ、なかなか定まらないのを、じっくりと見守ってくださった。ありがとうございました。

最後に、本書の元となった調査研究は、ＪＳＰＳ科研費〈19530429〉〈22330144〉〈25285145〉〈26590085〉（いずれも研究代表者＝福岡安則）の助成を受けたものである。記して感謝する。

二〇一七年秋、満七〇歳の誕生日を目前にして

福岡安則

【初出一覧】

「1　聞き取り」　福岡安則・黒坂愛衣「「らい予防法」体制下の「非入所者」家族――ハンセン病問題聞き取り」埼玉大学大学院文化科学研究科博士後期課程紀要『日本アジア研究』第七号（二〇一〇年）。

「2　意見書」　福岡安則「ハンセン病非入所者家族被害論――広島高裁松江支部提出「意見書」」埼玉大学大学院人文社会科学研究科博士後期課程（学際系）紀要『日本アジア研究』第一四号（二〇一七年）。

「3　証人尋問」　広島高等裁判所松江支部裁判所書記官作成の福岡安則「証人調書」（平成二九年七月二六日）。

〈ただし、いずれも、本書に収録するにあたり、編集上の加筆修正を施した。〉

著者紹介

福岡安則（ふくおか・やすのり）

1947年生まれ。埼玉大学名誉教授。博士（社会学）。

『マスコミと差別語問題』（共編著、明石書店、1984）、『現代社会の差別意識』（明石書店、1985）、『被差別の文化・反差別の生きざま』（共編著、明石書店、1987）、『在日韓国・朝鮮人——若い世代のアイデンティティ』（中公新書、1993）、『在日韓国人青年の生活と意識』（共著、東京大学出版会、1997）、*Lives of Young Koreans in Japan*（Melbourne: Trans Pacific Press, 2000）、『聞き取りの技法——〈社会学する〉ことへの招待』（創土社、2000）、『栗生楽泉園入所者証言集』（全3巻、共編、創土社、2009）、『生き抜いて　サイパン玉砕戦とハンセン病』（共著、創土社、2011）、『もどれない故郷《ふるさと》ながどろ——飯舘村帰還困難区域の記憶』（共編著、芙蓉書房出版、2016）、『質的研究法』（訳・著、弘文堂、2017）。

「こんなことで終わっちゃあ、死んでも死にきれん」
——孤絶された生／ハンセン病家族鳥取訴訟

2018年 5月18日　第1刷発行©

著　者｜福岡安則
装幀者｜T．冠着
発行者｜伊藤晶宣
発行所｜(株)世織書房
印刷所｜(株)ダイトー
製本所｜協栄製本(株)

〒220-0042 神奈川県横浜市西区戸部町7丁目240番地 文教堂ビル
電話045(317)3176　振替00250-2-18694

乱丁本はお取替えいたします　Printed in Japan
ISBN978-4-86686-001-5

ハンセン病家族たちの物語
黒坂愛衣
4000円

日本人と日系人の物語●会話分析・ナラティヴ・語られた歴史
山崎敬一・やまだようこ・山崎晶子・池田佳子・小林亜子＝編
2900円

水俣、女島の海に生きる●わが闘病と認定の半生
緒方正実／阿部浩・久保田好生・高倉史朗・牧野喜好＝編
2700円

人間学
栗原　彬＝編
2400円

意味が躍動する生とは何か●遊ぶ子どもの人間学
矢野智司
1500円

〈価格は税別〉

世織書房